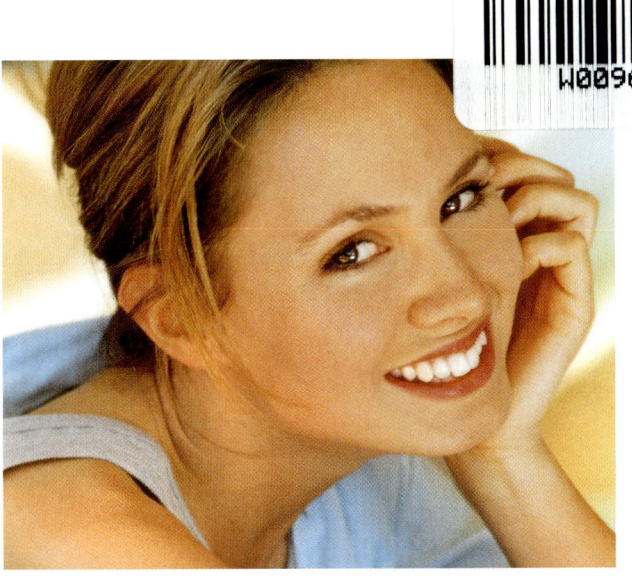

DR. MED. BARBARA
FERVERS–SCHORRE

Hormone
Neue Lebensfreude und Energie

- ➤ Wie Sie Ihren Hormonspiegel in Balance bringen
- ➤ Pflanzliche Mittel, Ernährung, Hormonpräparate
- ➤ **Test:** Tun Sie genug für Ihre Hormone?

GU RATGEBER GESUNDHEIT

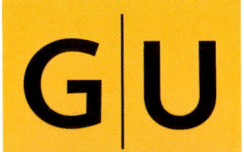

Inhalt

Ein Wort zuvor   5

Wundersame Botenstoffe   7

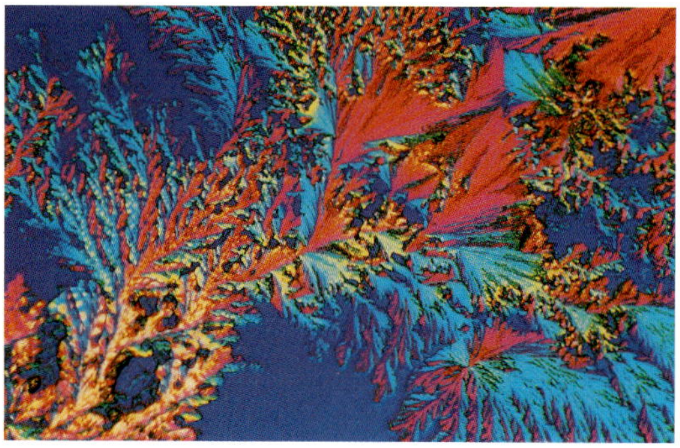

Die Welt der Hormone   8
Das Wesen der Botenstoffe   9
  Der Stoff, aus dem die
  Hormone sind   9
  Konferenz im Körper   10
  Der biologische Rhythmus   11
Einzelne Hormone –
woher sie stammen   12
  Im Kopf fängt alles an   12
  Der Hypothalamus   12
  Die Hirnanhangdrüse   13
  Die Zirbeldrüse   18
  Die Schilddrüse   20
  Die Bauchspeicheldrüse   22
  Die Nebennieren   23
  Die Eierstöcke   27
  Die Hoden   29
Ohne Hormone läuft
gar nichts!   31
  Botenstoffe – allgegenwärtige
  Vermittler   31
  Hormone für die
  Lebensfreude   31
  Hormone für die
  Fruchtbarkeit   33
  Hormone für die
  Schönheit   33
Gesunder Organismus   35

In ständigem Dialog   35

PRAXIS

Wenn die Balance nicht stimmt   37
Hormonelle Beeinflussungen und Störungen   38
Der Hormonstatus   38
Stress und Hormone   38
  Stressphasen   40
Das Immunsystem   45
  Hormongesunde Abwehr   45
Haut und Hormone   46
  Schöne Haut   46
  Hautprobleme   49
  Hautfeinde   50
Gehirn in Aktion   52
  Zentrale Steuerung   52
Schlaf und Hormone   56
  Schlafförderer   56
  Schlafstörer   57
Das prämenstruelle Syndrom   58
  Sensible Balance   59
  Hormonausgleich   61
Metabolisches Syndrom   62
  Diabetes mellitus   63

Tabelle:
Die wichtigsten Hormone
auf einen Blick   66

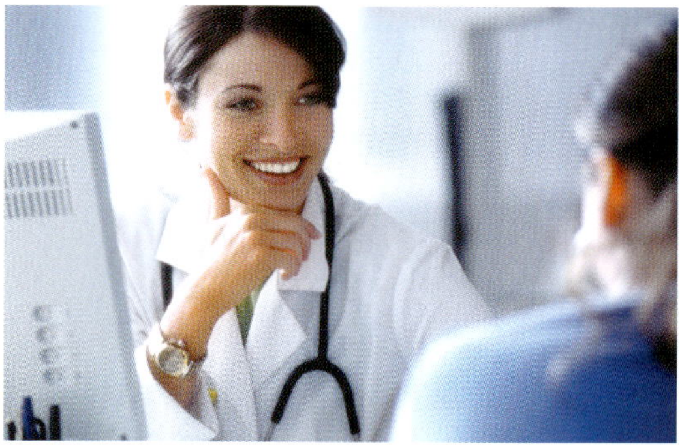

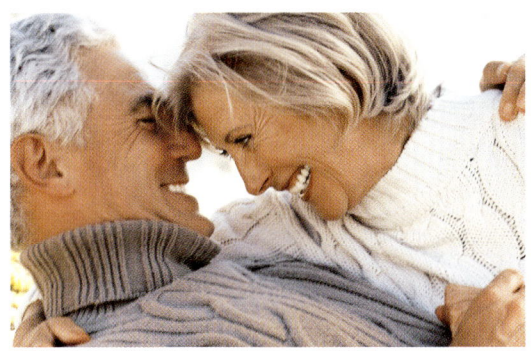

Länger jung bleiben 69
Anti-Aging-Strategien 70
Wie wir altern 70
  Hormonabfall 71
Die Wechseljahre der Frau 75
  Stufenweise ins
  Klimakterium 76
Andropause 79
  Fehlende Hormone 79
Adrenopause 83
  DHEA – der »Jungbrunnen«? 83
Somatopause 84
Hormonersatztherapie 85
  Dem Altern vorbeugen 85
  Welche Hormone werden
  ersetzt? 90

Hormongesund leben 97
So steigern Sie
Ihr Wohlbefinden 98
Hormongesund essen 98
  Gute-Laune-Kost 98
  Schlank und gesund 100
Phytohormone 103
Vorsicht, Gift! 105
  Rauchen 105
  Alkohol 106
Sport mit Maß 106
  Bewegung tut gut 107
  Schonend abspecken 108
Sauna 109

Die schönen Seiten
des Lebens 110
Schlafen Sie gut! 110
  Das können Sie
  für Ihren Schlaf tun! 111
Entspannung 112
  Autogenes Training 112
  Tai Chi 113
  Meditation 113
Yoga 114
  Der Schulterstand 114
  Der Pflug 115
  Der Fisch 115
  Der Bogen 116
  Der Drehsitz 116
Bleiben Sie jung und fit! 117
  Was lässt uns altern? 117
  Vorbeugen ist besser
  als reparieren 117
  Die Abwehr stärken 118
  Motivieren Sie sich! 120

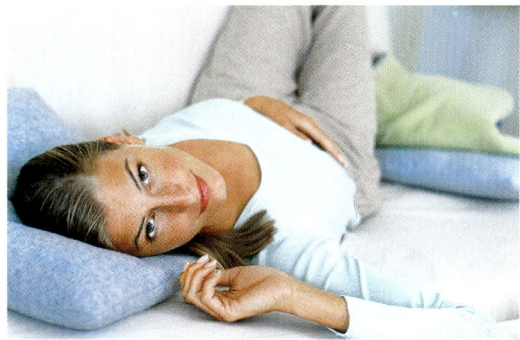

Test:
Tun Sie genug
für Ihre Hormone? 121

Zum Nachschlagen 124
Adressen, die weiterhelfen 124
Bücher, die weiterhelfen 124
Sachregister 126

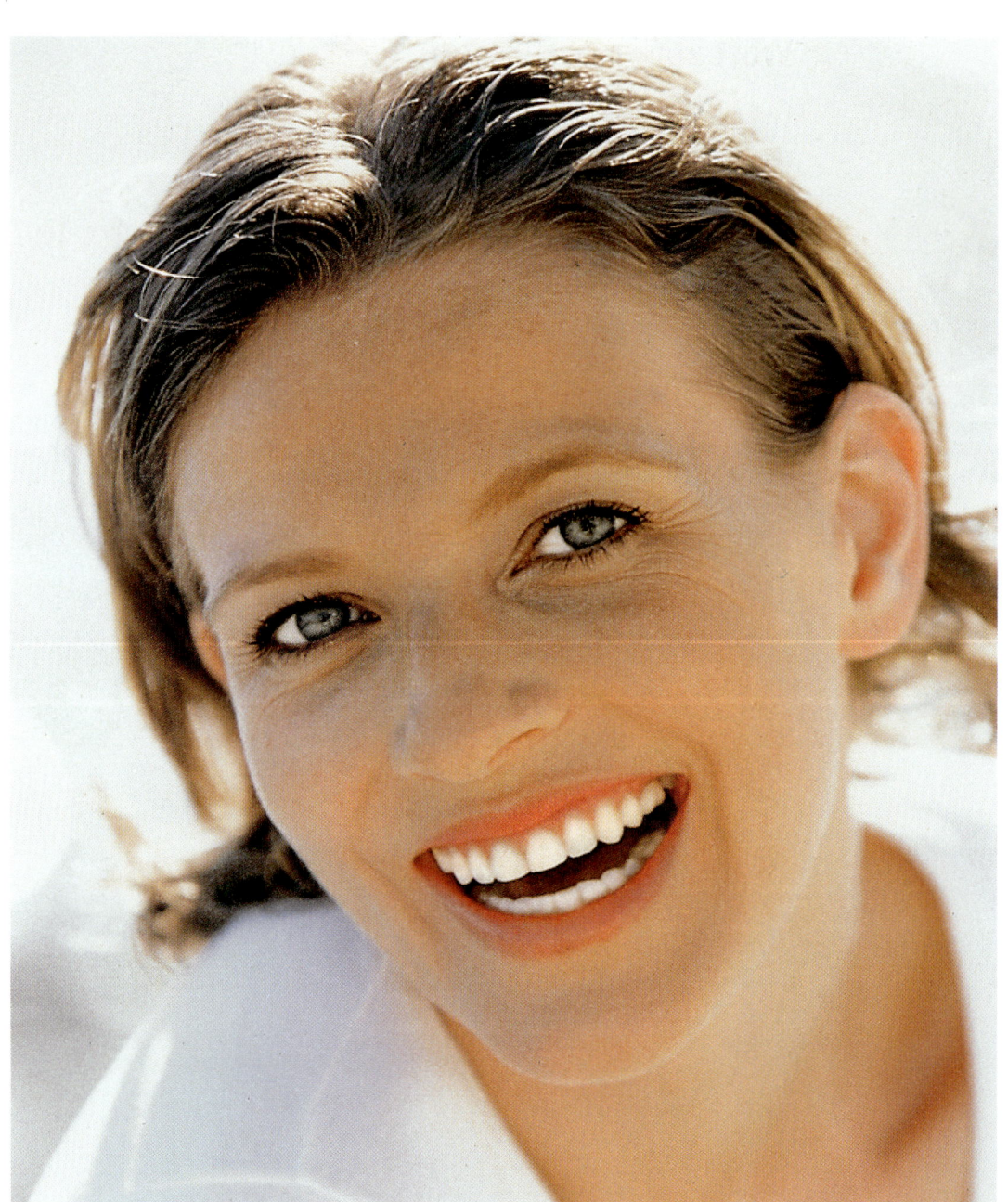

Ein Wort zuvor

Hormone: Machen sie schön? Schenken sie Jugendlichkeit und Attraktivität? Machen sie potent? Oder sind sie schädlich? Machen sie dick? Bringen sie Unheil, gar Krebs? Was sind Hormone überhaupt?
Mit solchen Fragen, Ängsten und Unsicherheiten begegnen mir täglich zahlreiche Patientinnen und Patienten in meiner Praxis.

Wohl kaum ein Stoff des menschlichen Körpers löst so viele widersprüchliche Gefühle und Phantasien aus wie die Hormone. Zwischen Glücksversprechen auf der einen Seite und düsteren Drohungen auf der anderen ist es schwer, sich ein realistisches Bild zu machen. In der Tat sind die Hormone von einer kaum vorstellbaren Vielfalt und Fähigkeit. Eine spannende Welt in unserem Körper, ein faszinierendes, vielsprachiges Netzwerk.
Es gibt gewiss keinen Grund, die Hormone zu fürchten, aber guten Grund, sie zu kennen. Je besser wir etwas kennen, desto sicherer können wir damit umgehen und desto weniger lassen wir uns von Glücksversprechen oder Untergangsdrohung irreführen.
In den letzten Jahren mehren sich die Kenntnisse darüber, welch wichtige Rolle die Hormone im Alterungsprozess spielen. Noch viel spannender ist es zu erfahren, wie wir durch unser Verhalten und unseren Lebensstil unseren Hormonhaushalt und damit unsere Gesundheit selbst beeinflussen können. Es geht dabei keineswegs nur um Genesung nach einer Krankheit, sondern auch und vor allem darum, sich Gesundheit, Vitalität und Lebensfreude bis ins hohe Alter zu erhalten. Dabei spielt das fein aufeinander abgestimmte Netzwerk unserer Hormone eine große Rolle.

Das vorliegende Buch soll Ihnen Einblick geben in diese faszinierende Welt und Ihnen die Möglichkeit bieten, mehr über sich zu erfahren und dadurch besser und umsichtiger mit dafür zu sorgen, dass Ihre Gesundheit, Ihre Schönheit und Ihre Freude am Leben so lange wie möglich erhalten bleiben – oder zurückerobert werden.

Dr. med. Barbara Fervers-Schorre

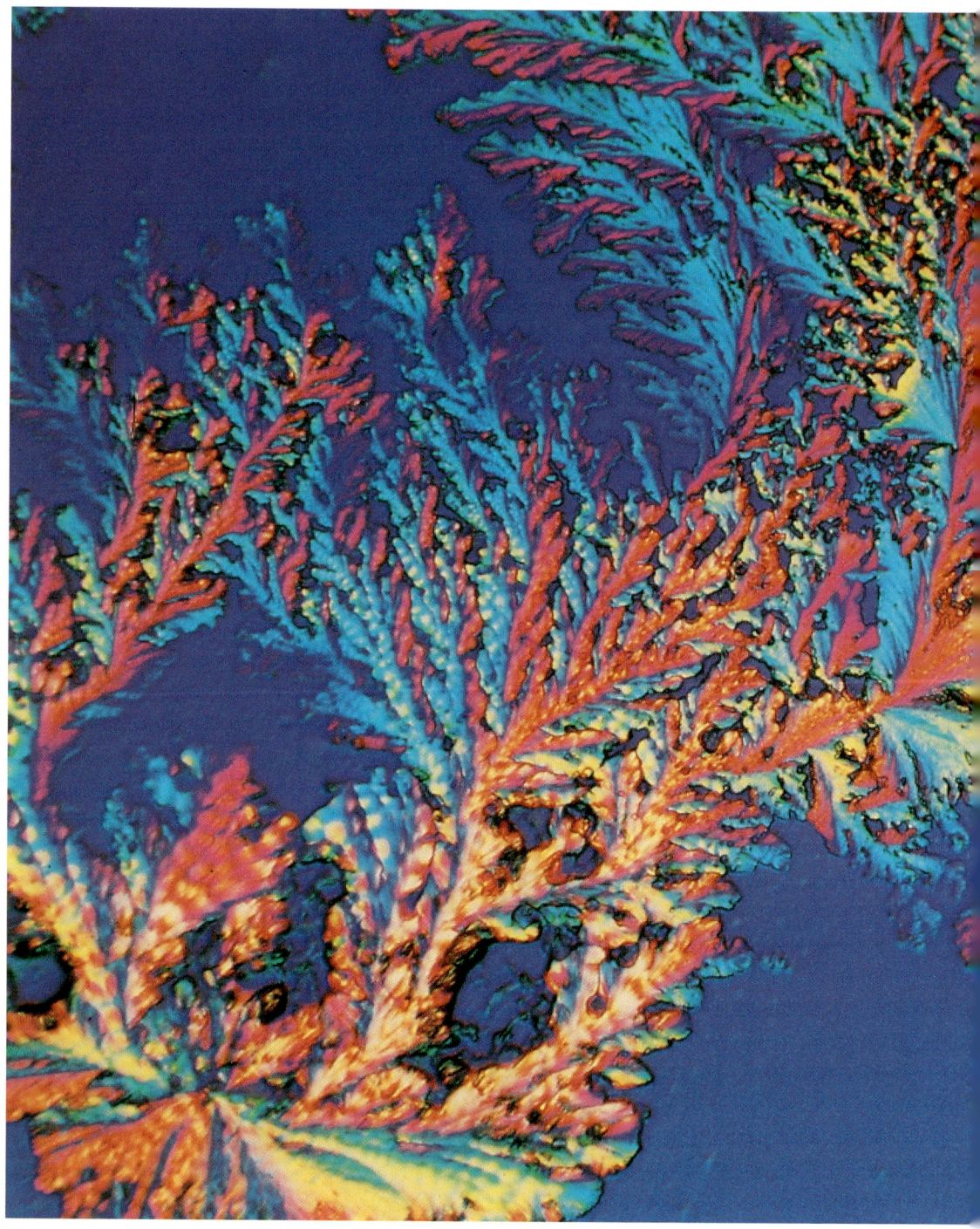

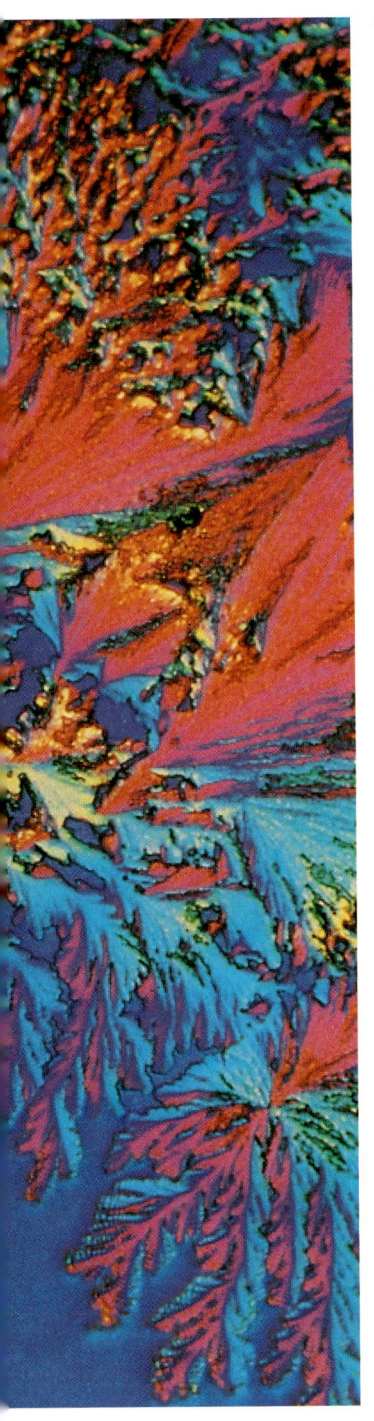

Wundersame Botenstoffe

Hormone, winzige Botenstoffe unseres Körpers, sind wahre Allrounder. Sie sind für lebenswichtige Vorgänge zuständig und damit für unsere Gesundheit und Fitness. Unsere seelische Verfassung – glücklich oder traurig, aktiv oder energielos, ausgeglichen oder nervös –, auch sie ist mit eine Frage der Hormone. Und für unser äußeres Erscheinungsbild, unsere elementaren Bedürfnisse, unsere Reaktion in Gefahrensituationen oder unser sexuelles Verlangen sind ebenfalls die Hormone mitverantwortlich. Damit im Körper alles reibungslos läuft, kommunizieren die Botenstoffe nicht nur mit den einzelnen Körperzellen, auch untereinander stehen sie in ständigem Dialog.

Die Welt der Hormone

Eine »Naturgewalt« in unserem Organismus: die Hormone

»Hormone« – mit diesem Begriff sind unterschiedlichste Vorstellungen verknüpft. »Das sind die Hormone«, heißt es, wenn eine Frau vor der Monatsblutung besonders reizbar ist und »nahe am Wasser gebaut« hat. »Bloß keine Hormone!«, lautet die Warnung, wenn es um Muskelaufbau im Sport geht. Hormone im Fleisch lassen den Verbraucher nach Ökoalternativen suchen. Andererseits bekennen immer mehr Prominente, nach dem Geheimnis ihres ewig jugendlichen Aussehens befragt: »Ich nehme Hormone!«

Wie soll man daraus schlau werden? Sind Hormone nun schädlich oder hilfreich? Beides! Hormone können gefährlich sein, weil sie schon in winzigster Dosis geradezu ein Erdbeben im Organismus auszulösen vermögen. Sie sind jedoch auch segensreich, setzt man sie behutsam zur Korrektur von (Befindlichkeits-)Störungen ein. Letzten Endes läuft in unserem Körper nichts ohne diese winzigen Biosubstanzen.

Man weiß inzwischen Wesentliches über den Einfluss des Hormonhaushalts auf unser körperlich-seelisches Wohlbefinden. Und es gibt entscheidende Erkenntnisse darüber, in welchem Ausmaß die Produktion und Ausschüttung bestimmter Hormone mit zunehmendem Alter zurückgehen. Dieses Wissen können Sie nutzen – nicht nur zur Heilung, sondern auch zur Vorbeugung von Krankheiten! Wer um die hormonellen Zusammenhänge und Geschehnisse in seinem Körper weiß, dem fällt es leichter, »hormongesund« zu leben! Auf diese Weise gewinnen Sie Jahre des Wohlbefindens und der Gesundheit.

Hormonforschung – gestern und heute

Die Endokrinologie – die Wissenschaft von den im Inneren des Körpers ausgeschiedenen Wirkstoffen – gibt es seit etwa 100 Jahren. Eine ihrer größten Errungenschaften war die »Pille«. Bis heute konnten die Wissenschaftler mit der Entdeckung immer neuer Hormone aufwarten und dank gentechnologischer Möglichkeiten (zum Beispiel durch gentechnisch hergestelltes Insulin) Fortschritte in der Therapie mit Hormonen anbieten. Zwischen den althergebrachten Hormonbehandlungen, die meist mit erheblichen Nebenwirkungen einhergingen, und den heutigen Möglichkeiten einer Feinstdosierung liegen Welten.

Sie haben den Schlüssel zu mehr Attraktivität und Vitalität selbst in der Hand!

Das Wesen der Botenstoffe

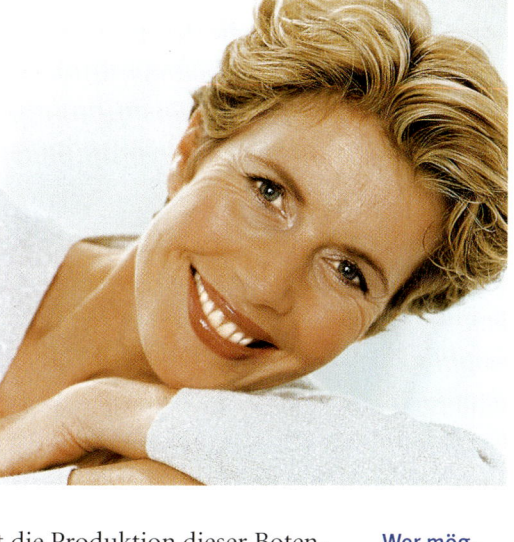

Hormone »coachen« gewissermaßen die Zellen, damit diese ihre Aufgaben im richtigen Maß erfüllen oder im richtigen Takt bleiben. Weil Hormone Informationen übermitteln und weil sie im Stoffwechsel nicht »verwertet« werden wie etwa Vitamine, Mineralstoffe oder Spurenelemente, nennt man sie Botenstoffe. Ist die Produktion dieser Botenstoffe gestört, hat das unter Umständen verheerende Folgen für den gesamten Organismus. Wird zum Beispiel durch übermäßigen Stress langfristig zu viel Cortisol ausgeschüttet, kann sich dies nicht nur negativ auf den Blutdruck und damit auf die Gefäßwände auswirken; auch die Merkfähigkeit des Gehirns lässt möglicherweise deutlich nach.

Wer möglichst lange jung, vital und gesund bleiben will, sollte »hormongesund« leben.

Der Stoff, aus dem die Hormone sind

»Hormao« (griechisch) bedeutet »ich rege an«, »ich treibe an«

Man unterscheidet zwei große Gruppen von Hormonen: die wasserlöslichen Proteohormone (Protein ist Eiweiß) und die fettlöslichen Steroidhormone. Letztere sind die einzigen Hormone, denen der direkte Weg in die Zelle offen steht und die sich – sozusagen vor Ort – mit einem »Empfangseiweiß« verbinden. Durch diese Koalition veranlassen sie die Zelle, ihre Aufgabe zu erfüllen. Die übrigen Hormone arbeiten mit weiteren Botenstoffen, die ihre Nachrichten an einer speziell für sie eingerichteten Pforte in der Zellwand abliefern.

Manche Hormone betätigen sich gleich am Ort ihres Entstehens, andere werden erst über die Blutbahn dahin befördert, wo sie wirken sollen. Bis vor kurzem glaubte man, Hormone würden nur von bestimmten Drüsen produziert und nur an die exklusiv für ihren Emp-

Die Welt der Hormone

fang ausgerüsteten Zellen versandt. Heute geht man davon aus, dass es wohl in jedem Organ hormonproduzierende Zellen gibt und dass alle Zellen mit Empfangsstationen für Hormonbotschaften ausgerüstet sind.

Konferenz im Körper

Der Hormonhaushalt beeindruckt durch seine ökonomische Arbeitsteilung ebenso wie durch seine geradezu verschwenderische Vielfalt an Talenten. Unter den Hormonen gibt es zum Beispiel regelrechte Sprachgenies, die sich mit den verschiedensten Adressaten verständigen können. Stoffwechselhormone wie etwa das Insulin haben derartige Fähigkeiten: Sie erreichen über den Blutkreislauf alle Zellen und können sich bei allen verständlich machen, also Botschaften übermitteln. Damit jedoch bei der »Hormonkonferenz« des Körpers keine Fehlmeldungen und -reaktionen auftreten, gibt es einen Informationssammler im Gehirn, eine Art »Konferenzleiter«, bei dem alle Informationsfäden zusammenlaufen: den Hypothalamus. Rückkoppelungssysteme sorgen dafür, dass dieser stets über die gesamte Hormonproduktion des Körpers im Bilde ist. Wann immer es nötig ist, veranlasst er seine »rechte Hand«, die Hypophyse, bestimmte Botenstoffe loszuschicken, die wiederum mit den entsprechenden Zellen in Dialog treten und für eine bedarfsgerechte Pro-

Klare Aufgabenbereiche

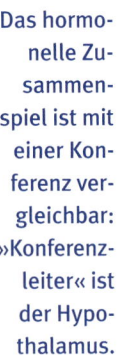

Das hormonelle Zusammenspiel ist mit einer Konferenz vergleichbar: »Konferenzleiter« ist der Hypothalamus.

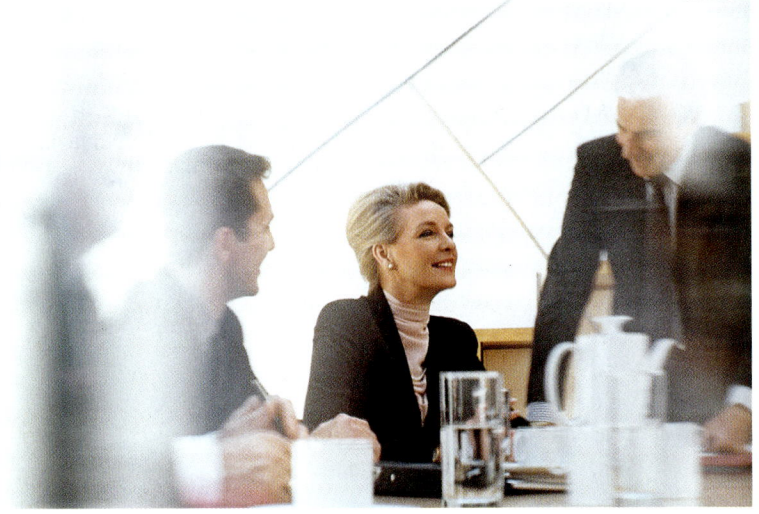

duktion sorgen. Die Produktion der Hormone erfolgt also stets im Zusammenspiel aller an den »Hormonkonferenzen« Beteiligten.

Der biologische Rhythmus

Die Hormonausschüttung ist aber auch biologischen Schwankungen unterworfen. Zum Beispiel gibt es altersabhängige Rhythmen (etwa Pubertät und Wechseljahre) ebenso wie jahreszeitliche (veränderte Melatoninausschüttung im Sommer und im Winter), monatliche (Menstruation) oder tageszeitliche (Wach-/Schlafrhythmus). Es gibt auch Hormone, bei denen sich eine stündliche, minütliche oder noch häufigere Ausschüttung feststellen lässt. Bei einigen hormonproduzierenden Zellen ist sogar eine Ausschüttung im Sekundentakt zu beobachten. Aufgrund dieser unterschiedlichen Rhythmen ist der Hormonspiegel im Blut gewissen Schwankungen unterworfen.

Die Wege der Hormone

Hormone funktionieren nicht nur nach unterschiedlichen Prinzipien, sie legen auch verschiedene Wege zurück, um ihre Botschaften abzuliefern.
Autokrines Prinzip: Das Hormon dockt an derselben Zelle, in der es produziert wurde, über entsprechende Buchsen wieder an und überbringt damit seine Botschaft.
Parakrines Prinzip: Das Hormon sucht in nächster Nachbarschaft eine Zelle mit entsprechender Buchse und gibt seine Nachricht dort ab.
Neurokrines Prinzip: In diesem Sonderfall des eben beschriebenen Prinzips wird das betreffende Hormon in einer Nervenzelle produziert.
Neuroendokrines Prinzip: Auch hier wird das Hormon in einer Nervenzelle produziert. Allerdings kann es seine Botschaft nicht bei einer Nachbarzelle loswerden, sondern es muss sich über den Blutkreislauf an den Ort seiner Bestimmung begeben.
Endokrines Prinzip: Speziell für diese Aufgabe ausgestattete Zellen produzieren bestimmte Hormone, geben sie an den Blutkreislauf ab und schicken sie an mitunter weit entfernte Zellen beziehungsweise Organe, wo Nachrichtenübergabe und -empfang wiederum nach dem Schlüssel-Schloss-Prinzip funktionieren. Noch vor wenigen Jahren glaubte man, es gäbe nur dieses Prinzip.

Einzelne Hormone – woher sie stammen

Bis vor kurzem war die Wissenschaft der Meinung, dass etwa an die 200 Hormone in unserem Organismus ihren Dienst tun. Aber nun kommen die Forscher aus dem Staunen nicht mehr heraus. Immer wieder entdecken sie neue Substanzen, die sich als hormonell wirksam erweisen. Vermutlich gibt es über 1000 Hormone. Analysiert – also in ihrer chemischen Struktur identifiziert – sind jedoch bisher nur rund 100.

Im Kopf fängt alles an

Mit gewisser Berechtigung lässt sich sagen: Die tonangebenden Hormone werden im Kopf produziert. In den letzten Jahren war vor allem von den im Gehirn freigesetzten Endorphinen zu hören, die bei sportlicher Betätigung ausgeschüttet werden und eine entspannende, ja sogar euphorisierende Wirkung haben.
Noch bedeutsamer aber sind die Hormone, deren Wirkung wir kaum wahrnehmen, da sie für uns selbstverständlich ist. Diese Hormone überbringen ihre Botschaften zumeist nicht direkt an die jeweilige Zelle, sondern wenden sich an untergeordnete hormonproduzierende Drüsen. So wirkt zum Beispiel das ACTH des Hypophysenvorderlappens auf die Nebennierenrinde und steuert dort die Produktion und Ausschüttung des Hormons Cortison, das unter anderem eine entzündungshemmende und schmerzdämpfende Wirkung hat.

Der Hypothalamus

Der Hypothalamus bildet die Hormone der ersten Stufe

Eine nur bohnengroße Region des Gehirns ist es, die den Vorsitz über alle Hormone des Organismus hat: der Hypothalamus. Über ein Feedback-System erhält er pausenlos und rund um die Uhr Meldung, wo etwas gebraucht wird, wo Hormonüberschuss herrscht oder die Ausschüttung gedämpft werden muss. Dieser »Hormonkonferenzleiter« steht in engem Kontakt mit der Großhirnrinde, in der Reize verarbeitet werden, welche von außen auf uns einströmen. Das bedeutet, dass alles, was wir sehen, hören und fühlen, unser hormonelles Geschehen beeinflussen kann.
Mit dem limbischen System, einer anderen Region im Gehirn, in der unsere Emotionen und Gedanken gesammelt werden, hat der Hypothalamus ebenso intensiven Austausch. Und nicht zuletzt erhält er

Einzelne Hormone – woher sie stammen

Hormone beeinflussen Vitalfunktionen, Sinneswahrnehmungen und Gefühlsleben – und umgekehrt!

auch Meldung davon, was über Temperaturregulation, Blutdruck, Atmung, Wasserhaushalt, Schlaf- und Wachrhythmus sowie über alle Sexualfunktionen – kurzum über die Zuständigkeitsbereiche des vegetativen Nervensystems – zu erfahren ist.

An all diesen Lebensprinzipien wirken bekanntlich Hormone mit. So erfährt der Hypothalamus über einen direkten Draht, ob seine Konferenzteilnehmer – wenn auch an verschiedenen Orten – vollzählig anwesend sind.

Die Hirnanhangdrüse

Wie organisiert nun der Hypothalamus seine Hormonkonferenz? Dafür ist seine »rechte Hand«, die Hypophyse oder Hirnanhangdrüse, zuständig. Diese kirschgroße Drüse, bestehend aus einem Vorder-, Zwischen- und Hinterlappen, ist über ein spezielles Gefäßsystem mit dem Zwischenhirn verbunden. Angesprochen wird die Hypophyse wiederum durch Botenstoffe des Hypothalamus, so genannte Releasing-Hormone, die ihrerseits eine Vielzahl von Botenstoffen aussenden.

Der Vorderlappen

Der Hypophysenvorderlappen (Adenohypophyse) produziert zwei direkt wirksame und vier glandotrope (auf eine andere Drüse einwirkende) Hormone.

Wie groß ein Kind wird, hängt maßgeblich vom Wachstumshormon ab.

Somatotropin

Somatotropin ist ein Wachstumshormon, das eine direkte Wirkung auf Muskeln, Knochen und Gewebe hat. Diese biochemische Substanz schafft es, die Vorgänge in den Zellen derart zu aktivieren, dass es zum genetisch vorgesehenen Wachstum und zur Entwicklung kommt.

Somatotropin ist nahezu ein Allrounder unter den Hormonen. Von der Adenohypophyse vor

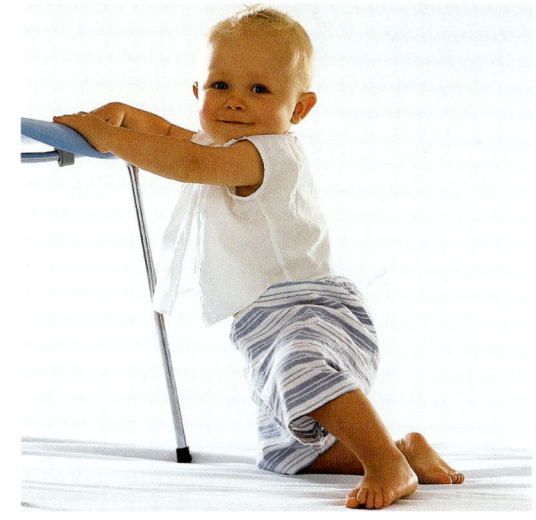

allem zwischen 23 und drei Uhr produziert, hat es eine regulierende Wirkung auf unseren Körperfettanteil, indem es die Bildung von Eiweiß in den Muskelzellen und die Freisetzung von Energie aus dem Abbau von Fettdepots fördert. Es sorgt aber auch für die Spannung und die Stärke unserer Muskeln, für besseren Schlaf und niedrigen Blutdruck. Das Wachstumshormon steigert nicht nur unsere körperliche Leistungsfähigkeit, sondern auch unsere Merkfähigkeit. Es schützt vor Arteriosklerose und Herzinfarkt, indem es das Verhältnis zwischen »gutem« und »ungesundem« Cholesterin verbessert. Darüber hinaus stärkt Somatotropin die Immunabwehr und die Knochen.

Bei voll stillenden Frauen ist die Wahrscheinlichkeit einer erneuten Schwangerschaft relativ gering.

Prolaktin

Ebenfalls im Hypophysenvorderlappen wird das Prolaktin gebildet. Diese Substanz regt im Zusammenspiel mit bestimmten anderen Hormonen das Wachstum und die Entwicklung der Brustdrüsen in der Pubertät an. Aber auch während der Schwangerschaft, etwa ab der achten Woche, steigt die Prolaktinkonzentration im Blut. Auf diese Weise werden die Brustdrüsen auf die Milchproduktion vorbereitet. Der hohe Prolaktinwert bleibt über die Geburt hinaus bestehen und wird durch das Anlegen des Neugeborenen an die Brust auf dem hohen Niveau gehalten. Prolaktin hat eine hemmende Wirkung auf die zyklusbestimmenden Hormone (Gonadotropine). Deshalb bleibt die Menstruation meistens aus, solange eine Frau ihr Baby stillt.

Prolaktin ist aber auch ein Stresshormon, das bei seelischer oder körperlicher Anspannung ansteigt. Diese vermehrte Ausschüttung wirkt sich ebenfalls hemmend auf die Gonadotropine LH und FSH aus. Als Folge können

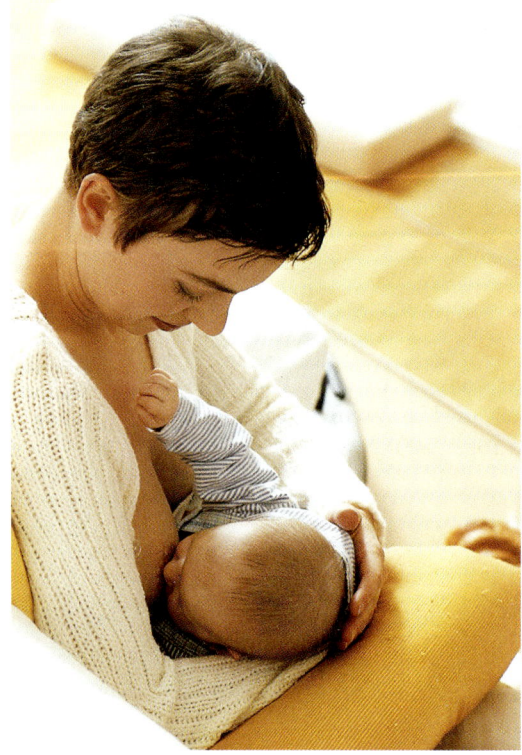

bei Frauen Zyklusstörungen auftreten oder die Menstruation ganz ausbleiben. Bei Männern kann durch die hemmende Wirkung das Sexualhormon Testosteron abfallen.

LH

Ein weiteres Hormon, das der Hypophysenvorderlappen bildet, das aber im Gegensatz zu den bisher genannten seine Wirkung nicht direkt auf das Gewebe, sondern auf andere Drüsen ausübt, ist das luteinisierende Hormon (LH). Es regt die Produktion von Östrogenen an und löst gleichzeitig unter deren Einfluss den Eisprung aus. Damit ist LH auch für die Bildung des Gelbkörpers (Corpus luteum) zuständig. Denn der Eisprung ist erforderlich, damit sich das Eibläschen (Follikel) in den Gelbkörper umwandeln kann. Der Gelbkörper wiederum produziert dann das Progesteron, welches gemeinsam mit Östrogen die Schleimhaut der Gebärmutter für die Einnistung eines befruchteten Eies vorbereitet. Bleibt bei einer Zyklusstörung der Eisprung aus, kann in Folge dessen auch kein Progesteron gebildet werden.

Auch für den Mann spielt das LH eine wichtige Rolle. Bei ihm werden durch dieses Hormon die Hodenzwischenzellen (Leydig-Zwischenzellen) stimuliert, die für die Bildung der männlichen Sexualhormone (Androgene) verantwortlich sind.

Der Anstieg von LH führt zum Eisprung

FSH

Das follikelstimulierende Hormon (FSH) bringt die Eierstöcke dazu, jeden Monat ein befruchtungsfähiges Ei heranreifen zu lassen, und zwar durch ein raffiniertes Rückkoppelungssystem zwischen den Eierstöcken und dem Hypophysenvorderlappen: Zu Beginn des Zyklus produziert die Hypophyse FSH. Wie der Name es bereits verrät, stimuliert FSH die Zellen der Eifollikel, das für die Heranreifung eines befruchtungsfähigen Eies notwendige Östrogen zu produzieren. Je mehr

> **Vergebliche Mühe**
>
> In den Wechseljahren, wenn die Östrogenproduktion der Sexualhormone nachlässt, versucht die Hirnanhangdrüse, die Keimdrüsen durch eine vermehrte Ausschüttung von LH und FSH wieder anzukurbeln – vergeblich. Ein erhöhter LH- und FSH-Spiegel ist also ein Zeichen für nicht mehr funktionsfähige Keimdrüsen.

Die Welt der Hormone

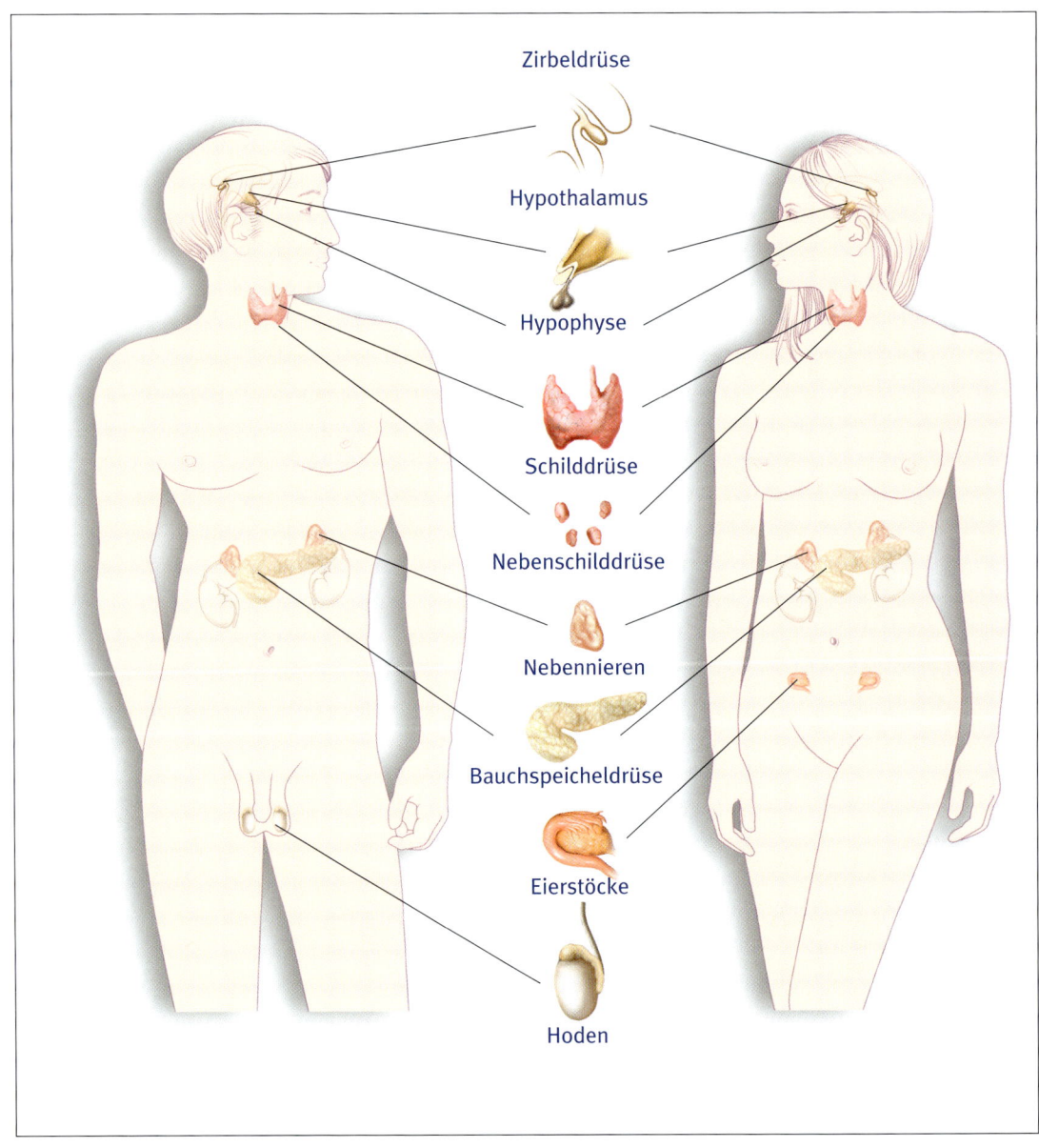

Das Hormonsystem auf einen Blick: Bei Mann und Frau unterscheiden sich die hormonproduzierenden Drüsen nur in den Geschlechtsdrüsen.

Östrogen sich nun im Blut befindet – zur Zyklusmitte hin ist der Östrogenspiegel am höchsten –, desto mehr FSH wird ausgeschüttet. Ist nach etwa 14 Tagen ein Ei herangereift, erfolgt unter dem Einfluss von LH der Eisprung. Beim Mann hat FSH die Aufgabe, das Wachstum der Spermien in den Hoden zu stimulieren.

TSH
Das thyreotrope Hormon (TSH) hält die Schilddrüse auf Trab, so dass sie »ihre« Hormone T3 (Trijodthyronin) und T4 (Thyroxin) produzieren kann. Da die Konzentration beider Hormone in sehr engen Grenzen gehalten werden muss, ist ein absolut funktionierender Regelkreis unerlässlich. Erhöht sich beispielsweise die Konzentration der Schilddrüsenhormone im Blut, so wird im Hypothalamus umgehend weniger Thyreotropin-Releasing-Hormon (TRH) gebildet. Dies hat zur Folge, dass die Schilddrüse weniger von diesem Botenstoff bekommt und nun »brav« auch weniger ihrer Hormone T3 und T4 herstellt.

ACTH
Das adrenocorticotrope Hormon ACTH veranlasst die Nebennierenrinde zur Produktion der Hormone Cortisol (Rolle als Stresshormon), Aldosteron (Rolle im Wasserhaushalt) sowie androgener Hormone (Geschlechtshormone mit männlicher Wirkung). Im Vordergrund steht die Anregung der Cortisolproduktion. Der ACTH-Spiegel steigt vor allem bei emotionalem Stress, bei Verletzungen, Infektionen, Verbrennungen, chirurgischen Eingriffen oder bei sinkendem Blutdruck.

ACTH hat Einfluss auf die Hormonproduktion der Nebennierenrinde

Der Zwischenlappen

Im Hypophysenzwischenlappen wird das melanozytenstimulierende Hormon (MSH) gebildet. Es tritt dann in Aktion, wenn es gilt, die Haut über eine Stimulation der Pigmentzellen dunkel zu färben, um sie vor den Schäden des UV-Lichts zu schützen.

Der Hinterlappen

Der Hypophysenhinterlappen ist das Reservoir für zwei wichtige Hormone aus dem Hypothalamus: Oxytocin und Vasopressin, auch antidiuretisches Hormon (ADH) genannt. Die beiden Hormone sind in ihrem Aufbau sehr ähnlich und haben ähnliche Wirkungen.

Die Welt der Hormone

Oxytocin

Oxytocin stimuliert unser Verlangen nach Nähe und Zärtlichkeit, es macht Lust auf Sex, und seine Konzentration im Blut beeinflusst entscheidend die Intensität eines Orgasmus. Das Hormon betätigt sich aber auch als »Geburtshelfer«: Während des Geburtsvorganges bringt es die Gebärmutter dazu, sich rhythmisch zusammenzuziehen, so dass das Baby mit Hilfe der Wehen den Geburtskanal passieren kann. Die Milchproduktion in den Brustdrüsen wird ebenfalls durch Oxytocin mit reguliert. Darüber hinaus ist es für ein weiteres Phänomen verantwortlich, das vor allem stillenden Müttern bekannt ist: Bei jedem Anlegen des Neugeborenen an die Brust zieht sich die Gebärmutter zusammen. Oxytocin fördert damit nach der Geburt die Rückbildung der Gebärmutter auf ihre ursprüngliche Größe.

Vasopressin

Vasopressin beaufsichtigt den Wasserhaushalt im Körper

Vasopressin, auch antidiuretisches Hormon (ADH) genannt, hat (wie im Übrigen auch Oxytocin) Einfluss auf das Gedächtnis. Außerdem hat es die Aufgabe, die Wiederaufnahme von Wasser aus den Nieren ins Blut zu steigern, also die Menge der Harnproduktion zu drosseln. Eine sehr wichtige Aufgabe, denn der Wasserhaushalt des Organismus ist vielerlei Einflüssen unterworfen. Wenn wir essen und trinken, nimmt unser Körper Wasser auf, das über die Nieren, durch Stuhlgang, Schwitzen, aber auch über die Ausatmung ausgeschieden werden kann.

Die Zirbeldrüse

Die Zirbeldrüse (Epiphyse) ist ein kleines, kegelförmiges Gebilde, das tief im Gehirn liegt. Seine Aufgabe ist es, Melatonin herzustellen.

Melatonin

Dieses einzige Hormon der Zirbeldrüse sorgt dafür, dass der Körper angemessen auf tages- und jahreszeitliche Hell-Dunkel-Rhythmen reagiert. Die Ausschüttungsmenge des Melatonins ist einem 24-Stunden-Rhythmus, aber auch jahreszeitlichen Schwankungen unterworfen: In der dunklen Jahreszeit steigt die Melatoninproduktion an. Wahrscheinlich wird die Melatoninausschüttung über Nervenleitungen und Pigmentzellen gesteuert, die das weitermelden, was die Netzhaut des Auges empfängt. Bei Helligkeit stoppt die Melatoninsekretion,

Einzelne Hormone – woher sie stammen

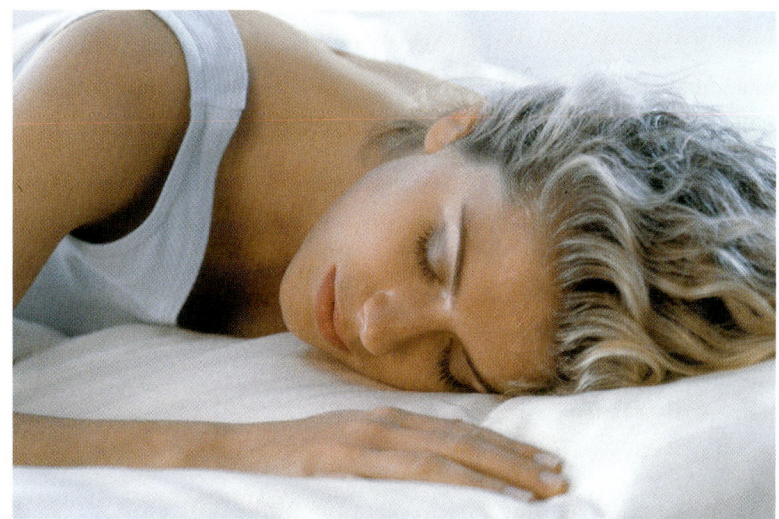

Nachts, wenn wir schlafen, produziert unser Körper Melatonin.

bei Dunkelheit nimmt sie zu. Auf diese Weise wird auch unser Wach-Schlaf-Rhythmus gesteuert – mit zunehmender Melatoninkonzentration im Blut werden wir müde, mit abnehmendem Melatoninspiegel wach. Damit ist das Zirbeldrüsenhormon für unser »Energiesparprogramm« zuständig, denn im Schlaf sind unsere Körperfunktionen heruntergefahren.

Die Ausschüttung des Melatonins hat aber auch Einfluss auf die Aktivität der Sexualorgane und steigert die Lust auf sexuelle Begegnungen. Ebenso wie im Tierreich gibt es bei den Menschen – wenn auch nicht so deutlich erkennbar – ein jahreszeitlich unterschiedliches Verhalten im Liebesleben. »Frühlingsgefühle« hat wohl jeder schon einmal erlebt. Nicht zuletzt stimuliert Melatonin die Produktion von Abwehrstoffen und hat Einfluss auf deren Reaktionen.

> **TIPP!**
> Wenn Sie zu den Spätaufstehern gehören, tun Sie Ihrem Körper unter Umständen durchaus etwas Gutes – das besagt zumindest das Ergebnis internationaler Studien. Denn Melatonin, das nur in der Dunkelheit produziert wird, macht müde. Wer schläft, bis er vom hellen Sonnenlicht geweckt wird, erwacht bei bereits gestoppter Melatoninausschüttung und fühlt sich richtig frisch.

Die Schilddrüse

Eine eher aus unrühmlichen Gründen – man denke an den Kropf vieler Alpenlandbewohner – bekannte Hormondrüse ist die Schilddrüse. Dieses kleine, schmetterlingsförmige Gebilde umschließt unterhalb des Kehlkopfes die Luftröhre. Ohne die hier produzierten Hormone würde es uns an Energie und Power fehlen. Wenn nämlich unsere Schilddrüse zu wenig Hormone produziert, leiden wir unter Antriebslosigkeit und Missstimmungen bis hin zu depressiven Verstimmungen. Bei Frauen kann ein Mangel an Schilddrüsenhormonen auch Zyklusstörungen verursachen.

Schilddrüsenhormone

Die in der Schilddrüse gebildeten Hormone Trijodthyronin (T3) und Thyroxin (T4) wirken temperaturregulierend, sie aktivieren den Stoffwechsel und fördern die Sauerstoffausnutzung in der Zelle. Damit haben sie die Oberaufsicht über die biochemischen Aktivitäten in den Zellen und insofern auch über die Energieverwertung aus Nahrungsmitteln. Des Weiteren sind sie für die Reifung des Gehirns von Neugeborenen und für das Knochenwachstum zuständig.

Ein verlangsamter Stoffwechsel und ungewöhnlich niedriger Grundumsatz (Energieverbrauch in Ruhe) kann die Folge von T3- und T4-

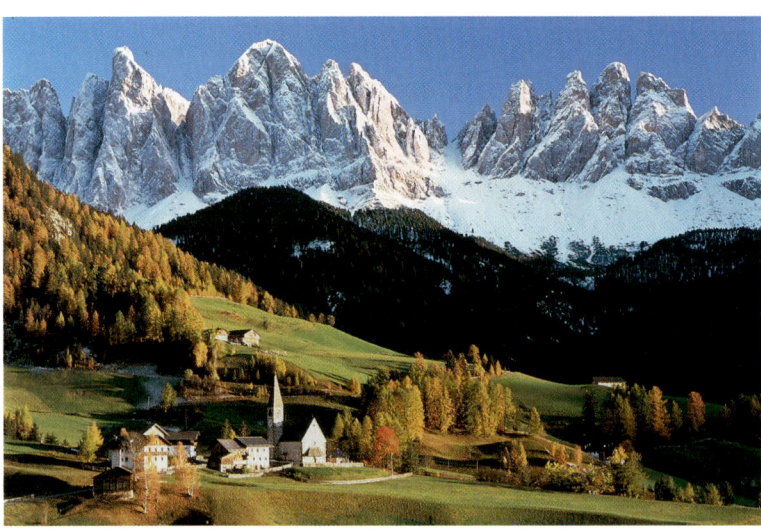

In den Alpenländern herrscht Mangel an Jod, das für die Schilddrüse wichtig ist.

> **TIPP!**
> Wenn Sie den Verdacht haben, dass Ihre Schilddrüse nicht richtig produziert, messen Sie mehrmals morgens vor dem Aufstehen Ihre Körpertemperatur unter der Zunge. Normal ist ein Wert zwischen 36,4 und 36,8 °C. Liegt Ihre Temperatur deutlich darunter, ist dies ein erster Hinweis auf eine Schilddrüsenunterfunktion!

Mangel sein – mit dem Resultat, dass man leichter Pfunde ansetzt. Kalzitonin ist das dritte Hormon, das von der Schilddrüse produziert wird. Dieser Botenstoff hat (zusammen mit Parathormon) einen regulierenden Einfluss auf unseren Kalziumhaushalt und fördert den Einbau von Kalzium in die Knochen – eine wichtige Voraussetzung für die Stabilität des Knochengerüsts.

Die Bildung des Kalzitonins wird dabei direkt durch den Kalziumspiegel im Blut gesteuert. Das bedeutet, im Gegensatz zum Regelkreis der Schilddrüsenhormone, deren Produktion und Ausschüttung von der Hypophyse und vom Hypothalamus gefördert oder gehemmt werden, ist die Feedback-Regulation des Kalzitonins unabhängig von den »Schaltzentralen« im Gehirn.

Die Nebenschilddrüse

Die auch als Epithelkörperchen bezeichneten Nebenschilddrüsen befinden sich auf der Rückseite der beiden Schilddrüsenläppchen, also gewissermaßen auf der Hinterseite der Schmetterlingsflügel. In der Regel ist je ein oberes und ein unteres etwa acht Millimeter großes, längliches Gebilde angelegt, Zahl und Lage können jedoch individuell unterschiedlich sein.

Die Schilddrüse hat die Form eines Schmetterlings.

Nebenschilddrüsenhormone

Die Nebenschilddrüsen bilden das Parathormon. Es ist auf indirekte Weise einer der Garanten dafür, dass wir unsere Muskeln einwandfrei bewegen können und dass unsere Nerven Informationen störungsfrei und schnell weiterleiten. Parathormon sorgt für einen konstanten Kalziumspiegel, den Nerven und Muskeln für ihre Funktionstüchtigkeit benötigen. Sinkt nämlich der Kalziumspiegel, dann schütten die Nebenschilddrüsen Parathormon aus. Der Effekt: Kalzium wird aus den Knochen mobilisiert, der Darm behält mehr Kalzium aus der Nahrung zurück, und die Nieren geben weniger Kalzium über den Urin ab. Steigt der Kalziumspiegel dagegen zu hoch an, läuft das System genau umgekehrt.

Die Bauchspeicheldrüse

Die Bauchspeicheldrüse ist ein längliches, spitz zulaufendes und quer im Oberbauch, größtenteils hinter dem Magen liegendes Gebilde.
Unter den Verdauungsenzym-produzierenden Zellen der Bauchspeicheldrüse findet man kleine Inselchen Hormone herstellender Zellen. Man gab ihnen nach ihrem Entdecker, dem Berliner Pathologen Paul Langerhans, den Namen Langerhans-Inseln und nannte das Hormon, das sie produzieren, Insulin. Ein anderes, weniger bekanntes, jedoch keinesfalls unbedeutenderes Hormon wird ebenfalls dort produziert: das Glukagon. Die Langerhans-Inseln sind von vielen winzigen Blutgefäßen durchzogen, vergleichbar mit Venedigs Wasserstraßen, auf denen in diesem Fall die abgegebenen Hormone verschifft werden.

Wie die sich teilenden Wasserläufe durchziehen Blutgefäße die Langerhans-Inseln.

Insulin

Insulin wird abhängig von der Konzentration von Zucker (Glukose) im Blut produziert. Jede Mahlzeit mit Kohlenhydraten (zum Beispiel Brot, Nudeln, Reis, Pudding oder Eis) erhöht den Blutzuckerspiegel, weil alle Kohlenhydrate, sofern nicht ohnehin in Form von Traubenzucker bzw. Glukose aufgenommen, in diese praktische kleine Glukoseform zerlegt werden. Eine Erhöhung des Blutzuckerspiegels regt die Bauchspeicheldrüse dazu an, Insulin zu produzieren und auszuschütten.
Insulin fördert die Aufnahme von Glukose in die Leber und in die Muskelzellen, wo sie als Energiereserven gespeichert werden: In der Leber findet sich Glukose kettenförmig als Glykogen deponiert – eine Vorratshaltung, die sich bei

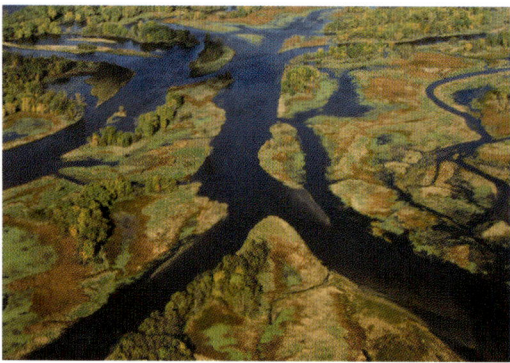

Einzelne Hormone – woher sie stammen

> **TIPP!**
> Verlangen nach Süßem stillen Sie am besten mit vollwertigen, getreidehaltigen Zwischenmahlzeiten, zum Beispiel Vollkornmüsli. Denn mit Schokolade und Traubenzucker treiben Sie Ihren Blutzuckerspiegel zwar kurzfristig in die Höhe und erreichen damit ein vorübergehendes Leistungshoch. Die Bauchspeicheldrüse aber reagiert sofort mit einer Ausschüttung von reichlich Insulin, um die Höhe des Blutzuckerspiegels wieder in Ordnung zu bringen. Die Folge: Der Blutzucker geht »in den Keller«. Heißhunger und Müdigkeit sind typische Anzeichen dieser Unterzuckerung.

plötzlichem Stress und körperlicher Aktivität bezahlt macht, denn dann stehen einem kurzfristig die nötigen Reserven zur Verfügung. Insulin sorgt aber auch dafür, dass Zucker aus dem Blut transportiert und in entsprechenden Zellen zu Fett umgewandelt wird.

Glukagon

Glukagon ist der Gegenspieler des Insulins. Dieses Hormon fördert den Glykogenabbau, sorgt also dafür, dass in Stresssituationen und bei körperlichen Beanspruchungen die Zuckerreserven aus den Speichern geholt und ins Blut abgegeben werden. Auf diese Weise können sie von den Zellen als Energiequelle genutzt werden. Glukagon wird auch dann ausgeschüttet, wenn der Zuckerspiegel im Blut einen gewissen Mindestwert unterschreitet. Als Arzneimittel wird Glukagon in der Notfallbehandlung bei Diabetespatienten eingesetzt, wenn deren Blutzuckerspiegel bedrohlich abgesunken ist. Innerhalb einer Viertel- bis halben Stunde nach der Gabe des Hormons erholt sich der Patient.

Glukagon holt bei niedrigem Zuckerspiegel auch Adrenalin und Thyroxin zu Hilfe

Die Nebennieren

Die Nebennieren sind – wie die Nieren – paarig angelegte Drüsen. Sie sitzen wie Käppchen auf den Nieren und geben ihre Hormone direkt ins Blut ab. Die Nebennieren lassen sich in Nebennierenrinde und Nebennierenmark aufteilen.

Die Hormone der Nebennierenrinde

In der Nebennierenrinde werden die so genannten Corticosteroidhormone (cortico = Rinde) gebildet. Das sind sehr wichtige Hormone mit unterschiedlichen Wirkungen auf die Körperfunktionen.

Zum einen wird in der Nebennierenrinde das Hormon Aldosteron produziert und ausgeschüttet. Es zählt zu den Mineralocorticoiden und bewirkt eine Verringerung der mit dem Urin ausgeschiedenen Natriummenge; dies dient der Aufrechterhaltung des Blutvolumens und des Blutdrucks.

Des Weiteren werden das Hydrocortison (besser bekannt als Cortisol), das Corticosteron sowie kleine Mengen männlicher Hormone in der Nebennierenrinde gebildet.

Cortisol, ein so genanntes Glucocorticoid, ist das wichtigste Corticosteroid des Körpers. Es steuert die Verwertung von Fetten, Eiweißen und Kohlenhydraten. In bedrohlichen Situationen sorgt es für die Bereitstellung lebensrettender Energien. Gemeinsam mit dem Corticosteron unterdrückt Cortisol Entzündungsvorgänge im Körper und in einem bestimmten Ausmaß auch Aktivitäten des Immunsystems.

Speckpölsterchen am Bauch können bedeuten: Der Cortisolspiegel ist zu hoch

Die Cortisolproduktion ist abhängig von der Tageszeit.

Über ein Feedback-System steuern Hormone der Hypophyse und des Hypothalamus die Hormonproduktion der Nebennierenrinde. Die Höhe des Cortisolspiegels im Blut wird von ACTH reguliert und ist einem 24-Stunden-Rhythmus unterworfen: Um Mitternacht ist die Produktion minimal, gegen sechs Uhr morgens haben wir am meisten Cortisol im Blut. Im Laufe des Tages nimmt die Konzentration dann wieder ab. Deshalb können Cortisolwerte bei Blutuntersuchungen auch so unterschiedlich ausfallen. Es hängt ganz davon ab, zu welcher Tageszeit die Blutentnahme erfolgte.

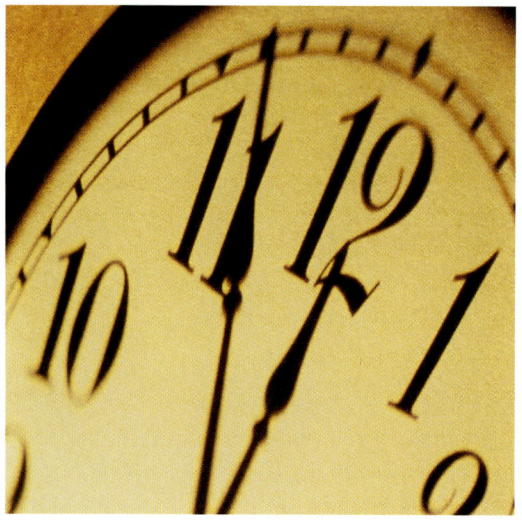

Ebenfalls unter der »Regie« von ACTH werden in der dritten Zone der Nebennierenrinde männliche (androgene) Hormone produziert. Sie sind weniger wirksam als die, die in den Hoden produziert werden. Sie haben kaum Einfluss

> **Zu viel Stress vermeiden!**
> Emotionaler Stress und organische Verletzungen kurbeln die ACTH- und Cortisolausschüttung an. Hält die Belastung über einen längeren Zeitraum an, bleiben ACTH und Cortisol also längerfristig in erhöhter Konzentration erhalten, so hat dies negative Folgen: Cortisol fördert den Abbau der Knochensubstanz, auch Haut und Haare leiden, denn das Hormon treibt den Eiweißabbau voran, in erster Linie den von Muskeleiweiß und Kollagen (Eiweißstoff in Bindegewebe, Knorpeln und Knochen). Überdies lähmt Cortisol bestimmte Abwehrzellen, so dass Viren und Bakterien – und eventuell auch Krebszellen – leichteres Spiel haben.

auf die Entwicklung der Geschlechtsmerkmale während der Pubertät und können nur ergänzende Wirkungen bieten.

Etwas anders ist es mit den männlichen Hormonen, die im weiblichen Körper von der Nebennierenrinde gebildet werden. Sie beeinflussen das Wachstum der Scham- und anderer Körperbehaarung, aber auch den Sexualtrieb. Die übermäßige Produktion von Androgenen kann bei Frauen zu Akne ebenso wie zu starkem, »unweiblichem« Haarwuchs im Gesicht und am Körper führen, gleichzeitig kommt es oftmals zu typisch männlichem Haarausfall auf dem Kopf. Auch auffallende Muskelbildung kann die Folge dieses Hormonüberschusses sein.

Zu den von der inneren Schicht der Nebennierenrinde gebildeten Steroidhormonen gehört neben Androgenen und Östrogenen auch das in den letzten Jahren sehr bekannt gewordene Hormon DHEA (Dehydroepiandrosteron). Die wenigsten wissen, was sich hinter der Abkürzung DHEA verbirgt, wohl aber, dass die Substanz gegen das Altern eingenommen wird (siehe Seite 83).

DHEA birgt hohe Risiken bei unkontrollierter Einnahme

DHEA wird besonders morgens in der Nebennierenrinde gebildet, seine Konzentration im Blut nimmt dann im Laufe des Tages ab. In den Zellen wird DHEA in weibliche oder männliche Geschlechtshormone umgewandelt.

Die Hormone des Nebennierenmarks

Im Nebennierenmark werden die »klassischen Stresshormone« Adrenalin und Noradrenalin gebildet. Ihre Ausschüttung ins Blut hängt ganz davon ab, womit ein Mensch zu kämpfen hat. Adrenalin wird

Die Welt der Hormone

> **DHEA hilft Energien bewahren**
>
> Stress fördert das Altern, weil er Energien verschleißt. Denn Cortisol und andere Stresshormone müssen Energien bereitstellen, damit der Körper Notfallsituationen bewältigen kann. DHEA, ein Hormon und gleichzeitig Vorstufe vieler anderer Hormone, wirkt als Cortisol-Gegenspieler. Es sorgt dafür, dass mit den Energien Haus gehalten wird. Es fördert überdies Wachheit und Vitalität, stimuliert den Aufbau von Haut, Muskeln und Knochen, schützt das Herz, unterstützt den Fettabbau, vermindert die gefährlichen freien Radikale und erhöht die Stresstoleranz.

gern als »Fluchthormon« bezeichnet; für unsere Vorfahren war es überlebenswichtig, in Gefahrensituationen schnell davonlaufen zu können. Heute ist Flüchten meist zwecklos – heute geht es um Standhalten. Auch das kann Stress bedeuten.

Adrenalin macht uns in Sekundenschnelle fluchtbereit.

Adrenalin erhöht sowohl die Herzschlagfrequenz als auch das Volumen des Blutausstoßes und vergrößert damit die Arbeitsleistung des Herzens. Darüber hinaus weitet Adrenalin die Atemwege und erleichtert damit den Zustrom sauerstoffreicher Luft in den Körper für die Versorgung der Muskeln. Auch auf andere Weise wird etwas getan, damit die Muskeln mit den erhöhten Anforderungen besser fertig werden: Adrenalin verengt die Blutgefäße in der Haut und in den Organen, so dass eine größere Blutmenge für die Muskeln zur Verfügung steht. Noradrenalin wirkt ähnlich wie Adrenalin, wird aber nicht nur vom Nebennierenmark, sondern auch von bestimmten Nervenenden des sympathischen Nervensystems, das für die Leistungssteigerung in Notfallsituationen zuständig ist, ausgeschüttet. Die Hauptaufgabe des Noradrenalins besteht darin, den Blutdruck aufrechtzuerhalten. Fällt der Blut-

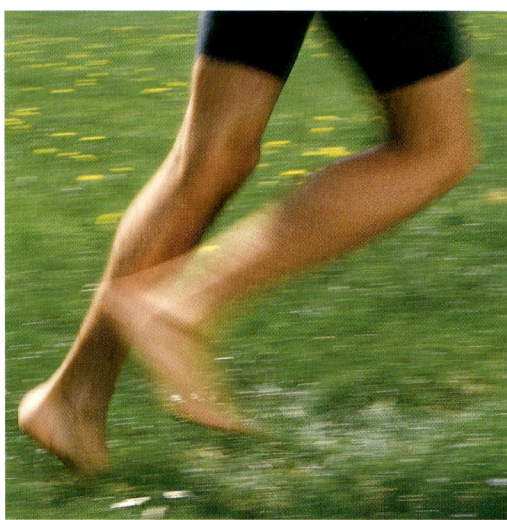

druck ab, sorgt dieses Hormon dafür, dass sich bestimmte Blutgefäße zusammenziehen, damit durch die wichtigsten Gefäße, nämlich diejenigen, die Herz und Gehirn versorgen, weiterhin ausreichend Blut mit dem erforderlichen Druck gepumpt werden kann.

> Herz und Gehirn müssen stets mit genügend Blut und damit mit Sauerstoff versorgt sein

Die Eierstöcke

Die beiden mandelförmigen, pflaumengroßen Keimdrüsen befinden sich beidseits der Gebärmutter. Jeder Eierstock besteht aus Drüsenzellen und Eibläschen (Follikeln); in Letzteren werden die Eizellen gebildet. Nach dem Eisprung wandelt sich das entsprechende Eibläschen in den Gelbkörper um. Die Eierstöcke stellen die weiblichen Sexualhormone Östrogen und Progesteron her und in geringer Menge auch männliche Sexualhormone.

Östrogen
Östrogen ist eines der bekanntesten Hormone. Wohl nicht zuletzt deshalb, weil man die Beschwerden der Wechseljahre und den Alterungsschub vieler Frauen um die 50 seinem allmählichen Verschwinden zuschreibt. Daran stimmt vieles, aber längst nicht alles.
Es gibt zum Beispiel nicht *das* Östrogen, sondern eine Östrogengruppe mit mehr als 30 Mitgliedern, deren wichtigster Vertreter das Estradiol ist. Der Einfachheit halber sprechen aber selbst die Experten meist nur vom Östrogen. Diese Hormone sind Multitalente: Sie sind für die weibliche Sexualentwicklung in der Pubertät und für die Fortpflanzungsfunktionen unerlässlich. Sie schützen vor Herzinfarkt, indem sie durch ihren positiven Einfluss auf die Blutfettwerte Gefäßablagerungen vorbeugen. Und sie erweitern die Blutgefäße; deshalb sind viele Frauen nach den Wechseljahren durch das Ausbleiben der Östrogene deutlich mehr von gefürchteten Herz-Kreislauf-Erkrankungen bedroht.

Die Wirkorte der Sexualhormone
Geschlechtshormone wirken nicht ausschließlich an den Geschlechtsorganen – ganz im Gegenteil. Hier sind sie nur zu etwa 30 % tätig. Mit dem wesentlich größeren Anteil von 70 % beeinflussen sie die Stoffwechselprozesse unseres gesamten Organismus, beispielsweise den des Gehirns, der Knochen, der Blutgefäße oder der Schleimhaut.

Die Welt der Hormone

> ### Hormon für die Weiblichkeit
> Östrogen gilt nicht zu Unrecht als **das** Hormon der Frau. Es sorgt für alle Vorgänge rund um Fruchtbarkeit und Schwangerschaft, für weibliche Formen, für eine gesunde, straffe, gut durchblutete Haut, für festes, dichtes Haar ebenso wie für feuchte und abwehrstarke Schleimhäute.

Östrogene sorgen auch für feste Knochen. Fällt ihre Wirkung weg, droht vielen Frauen eine Osteoporose. In den letzten Jahren hat sich auch die Vermutung verdichtet, dass ein Östrogenabfall eine der Ursachen für die Alzheimersche Krankheit sein dürfte. Eine Therapie mit Östrogenen kann also möglicherweise dieser Erkrankung vorbeugen. Östrogene werden überwiegend in den Eierstöcken produziert, während der Schwangerschaft jedoch auch im Mutterkuchen sowie bei Mann und Frau zu einem kleinen Teil in den Nebennieren. Frauen haben in ihren fruchtbaren Jahren keinen gleich bleibend hohen Östrogenspiegel. Vielmehr schwankt die Menge an verfügbaren Östrogenen im Laufe des Menstruationszyklus. Zum Zeitpunkt der Blutung ist sie am geringsten, zum Zeitpunkt des Eisprungs erreicht die Konzentration das Maximum, unmittelbar danach fällt sie etwas ab. In der zweiten Zyklushälfte steigt die Östrogenproduktion wieder an, erreicht aber nicht mehr das Maß, das sie zum Eisprung hatte.

Unregelmäßigkeiten im Zyklus: oft Zeichen für eine Störung im Östrogenhaushalt

Progesteron

Progesteron wird nach dem Eisprung vom Gelbkörper hergestellt und daher auch als Gelbkörperhormon bezeichnet. Es fördert die Einnistung der befruchteten Eizelle und die Umgestaltung der Gebärmutterschleimhaut, die sich auf das »Heimisch-Werden« des Embryos einrichtet. Dieses Hormon spielt also eine sehr wichtige Rolle für die Fortpflanzung.

Das körperliche und seelische Wohlbefinden einer Frau hängt entscheidend von ihrem Progesteronhaushalt ab. Progesteron fördert die Wasserausscheidung und hat auch auf die Stimmung positiven Einfluss, denn es stimuliert die Produktion von körpereigenen Opiaten – schmerzstillenden und ausgleichenden Substanzen – im Gehirn. Die Blutgefäße profitieren davon, da das gesamte Bindegewebe gefestigt wird. Darüber hinaus ist Progesteron am Aufbau des Myelinbettes

Progesteron beeinflusst stark das Allgemeinbefinden

beteiligt, in das die Nervenfasern eingelagert sind und das die Nerven ernährt; es hat so eine beruhigende und stabilisierende Wirkung auf die Gehirnfunktion.

Androgene

Eine gewisse Menge an männlichen Hormonen bilden auch die weiblichen Keimdrüsen. Die Produktion der Androgene hört meist mehrere Jahre nach den Wechseljahren auf. Da die Androgene im Fettgewebe die Grundsubstanz für die Östrogene bilden, können auch sie einen gewissen Schutz für Knochen bieten und übernehmen so einige Aufgaben der Östrogene. Androgene könnte man als körpereigene »rosarote Brille« bezeichnen; sie sorgen für eine gute seelische Grundstimmung – und für die Lust auf körperliche Liebe.

Wichtig auch für Frauen: männliche Hormone

Die Hoden

In den Hoden werden die Spermien und das männliche Sexualhormon Testosteron gebildet. Anders als bei der Frau, deren Geschlechtsorgane tief verborgen im Körperinneren liegen, befinden sich die männlichen Geschlechtsorgane in einer Bauchfellausstülpung, dem Hodensack. Diese »Auslagerung« ist nötig, weil die Spermien für ihre Funktionstüchtigkeit kühlere Temperaturen brauchen, als sie das Körperinnere bietet.

Testosteron

Testosteron ist das wichtigste männliche Geschlechtshormon. Es wirkt – wie auch Östrogen – auf alle Körperzellen und ist nicht nur für die

> ### Östrogene für den Mann
>
> Was viele erstaunt: Auch im männlichen Körper ist Östrogen vorhanden. Es wird, mit Hilfe des Enzyms Aromatase, aus Testosteron gewonnen. Wenn dieses Enzym zu aktiv ist, wird ein Mann zwar nicht gleich krank, aber er fühlt sich unter Umständen nicht so vital wie sonst. Übergewichtige Männer leiden oft unter einem Testosteronmangel, denn im Fettgewebe finden sich besonders viele dieser Enzyme. Sie »schnappen« sich Testosteron und wandeln es kurzerhand in Östrogen um. Die mögliche Folge: weniger Lust auf Sex, weniger Durchsetzungswille im Beruf.

Die Welt der Hormone

Geschlechtsentwicklung zuständig, sondern auch für den typisch männlichen Haut-, Knochen- und Muskelaufbau. Ebenso wichtig ist es für die Produktion der roten Blutkörperchen, die den Körper mit Sauerstoff versorgen. Dem Testosteron fällt auch die keineswegs unbedeutende Aufgabe zu, für seelische Ausgeglichenheit und sexuelle Lust zu sorgen.

Testosteron bewirkt Lust auf Sex

An den Organen und den Geweben selbst ist allerdings nicht das Testosteron, sondern Dihydrotestosteron tätig. Es ist zehnmal so wirksam wie Testosteron, und von daher genügt es wohl, dass nur etwa zehn Prozent des Testosterons mit Hilfe des Enzyms Reduktase in diese potente Substanz verwandelt werden.

Von einer nachlassenden Produktion der Geschlechtshormone sind auch Männer ab der Lebensmitte betroffen. Anders als bei Frauen geht es dabei jedoch nicht gleich um das Ende der Fortpflanzungsfähigkeit. Etwa mit Beginn des fünften Lebensjahrzehnts setzt die so genannte Andropause ein. Dann ist bei vielen Männern ein allmähliches Absinken des Testosteronspiegels zu beobachten. Diese Verminderung macht zwar nur etwa ein Prozent pro Jahr aus, beschert aber doch manchen Männern Beschwerden, die den Problemen vieler Frauen in den Wechseljahren verwandt sind: depressive Verstimmungen, Reizbarkeit, Konzentrationsstörungen, Herzklopfen und verminderte Libido.

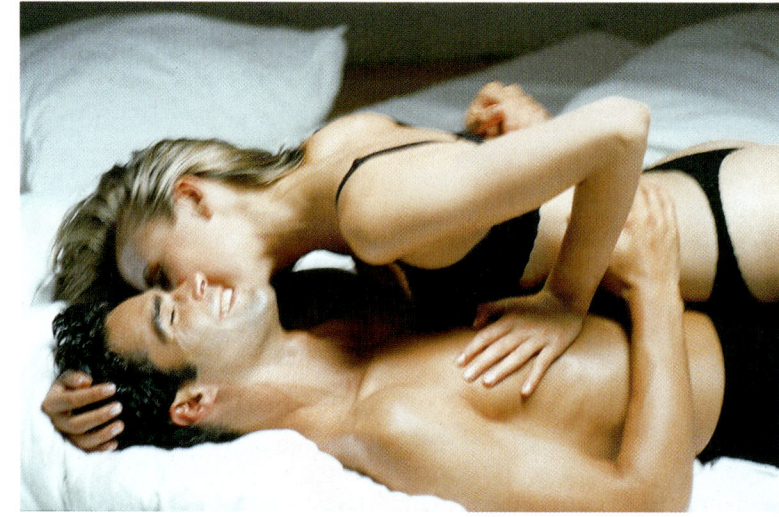

Geschlechtshormone sorgen für ein glückliches und erfülltes Liebesleben.

Ohne Hormone läuft gar nichts!

Ohne Hormone könnten wir nicht leben ... Ist diese Aussage nicht etwas übertrieben? Nein, denn sämtliche Abläufe im Körper müssen gesteuert und reguliert werden, und zwischen den Zellen muss ein Dialog stattfinden, sonst treibt das System Organismus ins Chaos.

Botenstoffe – allgegenwärtige Vermittler

Bei allen Vitalfunktionen und Lebensvorgängen spielen Hormone mit, seien es elementare »Instinkte« wie Hunger, Durst, Sexual- und Selbsterhaltungstrieb, Schlaf- und Aktivitätsbedürfnis, sei es unser gesamtes Gefühlsleben, von Ausgeglichenheit, Verliebtheit, guter Laune bis hin zu Reizbarkeit, Wut oder Niedergeschlagenheit.
Hormonelle Botschaften organisieren Körpervorgänge, die wiederum das Versenden der Hormonpost regeln. Auf diese Weise entsteht ein faszinierendes Zusammenspiel, bei dem trotz unterschiedlicher Sprachen der einzelnen Hormonkonferenzteilnehmer die Funktionstüchtigkeit des Körpers ebenso wie seine Leistungsfähigkeit erhalten bleibt.

Hormone für die Lebensfreude

Ein positives Lebensgefühl hängt entscheidend vom körperlichen Wohlbefinden ab. Oft können uns schon geringfügige Beschwerden so stark beeinträchtigen, dass uns das Leben keinen Spaß mehr macht. Hormone, allen voran die Sexualhormone, spielen eine enorme Rolle für die alltägliche Befindlichkeit. Dies bekommen viele Frauen, aber auch manche Männer, in den jeweiligen Wechseljahren zu spüren: Schlaflosigkeit, Herzklopfen, Gelenk- und Muskelschmerzen, Gewichtszunahme und Niedergeschlagenheit machen den Betroffenen oft so zu schaffen, dass sie ärztlicher Behandlung bedürfen. Vor allem Frauen bekommen mit Beginn der Wechseljahre oft zahlreiche Medikamente verschrieben.
Spätestens dann wird den meisten klar, wie wichtig eine reibungslose Zusammenarbeit der Hormone untereinander, aber auch mit ihren Auftraggebern und ihren Adressaten ist.
Alle Hormone haben Einfluss auf das Wohlbefinden und die Lebensfreude. Auch vermeintlich nebensächliche Stoffwechselvorgänge sind für das Gelingen der rund um die Uhr stattfindenden »Hormonkonferenz« mit entscheidend. Ein Beispiel: Das Hormon der Nebenschild-

Antidepressiva, Beruhigungs- und Schlafmittel sind bei einer guten Hormonersatztherapie oftmals entbehrlich

Die Welt der Hormone

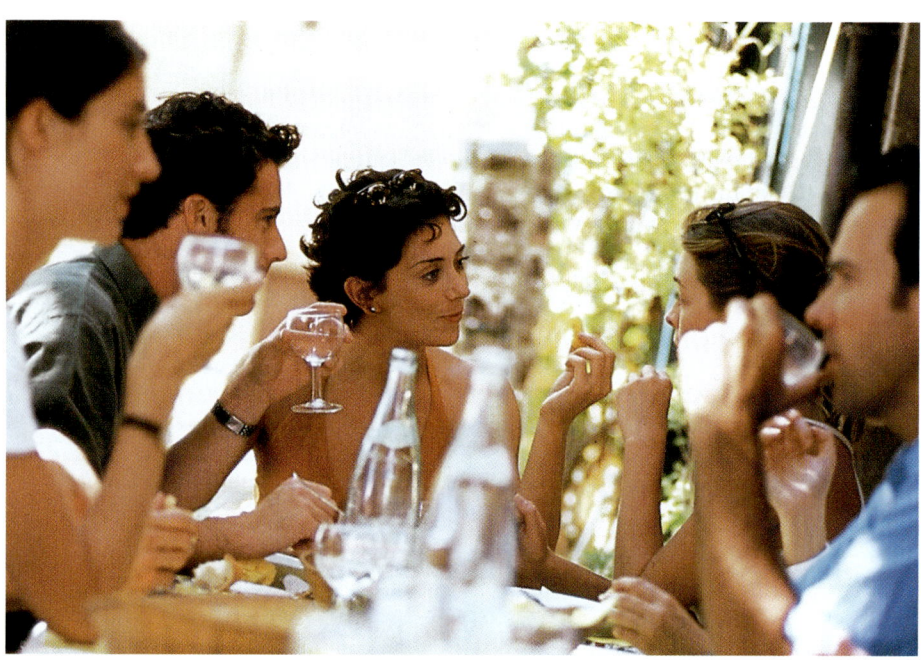

Ein gesunder Hormonhaushalt ist eine wesentliche Voraussetzung dafür, dass wir Freude am Leben haben.

drüse, das Parathormon, sorgt, wie schon erläutert, für einen konstanten Kalziumspiegel im Blut. Tritt hier eine Störung auf, so dass zu wenig Kalzium im Blut vorhanden ist, so können erhöhte Infektanfälligkeit und gesteigerte Nervosität die Folge sein – und das sind alles andere als ideale Voraussetzungen, um Freude am Leben und an der Sexualität zu haben.

Für die Libido sind natürlich in erster Linie die Sexualhormone verantwortlich, wobei für die Frau sowohl die Östrogene als auch die Androgene eine Rolle spielen. Östrogene sind dabei mehr dafür verantwortlich, dass eine Frau sich attraktiv fühlt, dass sie ihre Ausstrahlung und Reize einsetzt, um einen Sexualpartner zu gewinnen. Sie fördern außerdem die Durchblutung der Scheide und erhöhen bei vielen Frauen besonders in der Zyklusmitte die Lust auf sexuelle Liebe. Die Androgene hingegen spielen vor allem eine Rolle für das Lustempfinden der Frau in Momenten des erotischen Beisammenseins.

Für die Lebensfreude des Mannes ist ganz wesentlich sein Testosteron verantwortlich. Dank Testosteron fühlt sich ein Mann körperlich fit, beruflich leistungsfähig und »jederzeit bereit«.

DHEA (Dehydroepiandrosteron), ein Hormon der Nebennierenrinde, das bis zur Lebensmitte in relativ großen Mengen produziert wird, ist die Vorläufersubstanz für Östrogene und Androgene. DHEA ist ein Gegenspieler von Cortisol, dämpft dessen energieraubende und alterungsfördernde Wirkungen, unterstützt die Gedächtnisleistungen, senkt das Risiko für Herz-Kreislauf-Erkrankungen, stärkt die Immunabwehr – und steigert so unser Wohlbefinden.

Hormone für die Fruchtbarkeit

Das hormonelle Geschehen um Fruchtbarkeit und Empfängnisfähigkeit ist hoch sensibel. Es wird, wie schon beschrieben, vom Hypothalamus gesteuert: Dieser dirigiert das GnRH (Gonadotropin-Releasing-Hormon), das er im 90-Minuten-Takt an die Hypophyse sendet und dort die Verschickung der Hormone LH und FSH an die Eierstöcke auslöst.

Bei unerfülltem Kinderwunsch kann eine Hormonbehandlung hilfreich sein

In der Pubertät beginnen in den Eierstöcken Follikel heranzureifen. Nun tritt das Östrogen auf den Plan: Es unterstützt den Aufbau der Gebärmutterschleimhaut und fördert die Verflüssigung des Schleims im Gebärmutterhals (ist er dickflüssig, können Spermien ihn nicht durchdringen). Wenn dann in der richtigen Zyklusphase Spermien mit dem entsprechend »bereiteten« Gebärmutterhalsschleim in Berührung kommen, erhalten sie die lebensnotwendigen Kräfte, die sie benötigen, um an ihr Ziel zu kommen.

Steigende Körpertemperatur – ein Zeichen dafür, dass der Eisprung vorüber ist

Progesteron sorgt dafür, dass die Schleimhaut ein befruchtetes Ei aufnehmen kann, es wirkt am Gebärmutterhals schleimverdickend (denn nach dem Eisprung wird der Muttermund wieder mit zähflüssigem Schleim verschlossen) und erhöht die Körpertemperatur um etwa fünf Zehntel Grad. Wurde kein Ei befruchtet, geht die Progesteronproduktion zurück, und am Ende stößt der Körper die vorbereitete Gebärmutterschleimhaut durch eine Blutung ab.

Hormone für die Schönheit

Gesundheit und Schönheit sind eng miteinander verbunden. Wer sich gesund fühlt, ist tatkräftig und leistungsfähig und pflegt sich gerne. Wer sich kränklich fühlt, hat dagegen einen ständigen zermürbenden Kampf mit den Erfordernissen des Alltags zu führen – und das sieht man ihm an.

Die Welt der Hormone

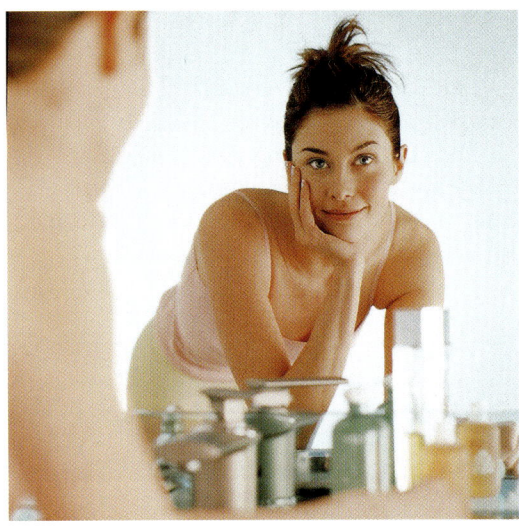

Wie stark sich Hormone auf unsere Erscheinung auswirken, zeigt sich nicht nur daran, dass mit ihrem Rückgang die Haut an Straffheit und das Haar an Fülle und Glanz verliert. Hormone können sogar die gesamte Ausstrahlung und Anziehung einer Person – ob Frau oder Mann – beeinflussen.

Richtig ist, dass die Hormone der Eierstöcke, also Östrogen und Progesteron, eine ganz wesentliche Rolle für die Schönheit und Jugendlichkeit der Haut spielen. Von ihnen hängen Regenerationsfähigkeit und Glätte der Haut ab, und sie haben entscheidenden Einfluss auf den Kollagenstoffwechsel, auf das Wasserbindungsvermögen der Hyaluronsäure (eine Grundsubstanz des Bindegewebes, die für die Straffheit der Haut verantwortlich ist) sowie auf die Durchblutung der feinen Hautgefäße.

Ein alterungsbedingter Östrogenmangel lässt sich durch ein entsprechendes ärztlich verordnetes Präparat beheben – mit sichtbaren Resultaten: Östrogen initiiert den Aufbau neuer kollagener Fasern, es regt die Produktion von Hyaluronsäure an und fördert die Hautdurchblutung. Und das sieht man der Haut an!

Der Trend geht übrigens heute weg von Hormonspritzen und -tabletten. Die Zufuhr über die Haut mit Hormoncremes, -gelen und -pflastern

Kollagen und Hyaluronsäure sind in Gesichtspflegeprodukten kaum wirksam.

> **WICHTIG**
>
> Um Hormone sinnvoll für Ihre Schönheit einsetzen zu können, müssen Sie Ihren individuellen Hormonstatus kennen. Auf keinen Fall sollten Sie aufs Geratewohl »ein paar Hormone« einnehmen in der Hoffnung, dass sie die gewünschten Wirkungen zeigen. Auch wenn heute in Illustrierten und Frauenzeitschriften »die Hormone« (gemeint ist meist das Östrogen) als bestes Mittel zur Verjüngung angepriesen werden – hier geht es um etwas Risikoreicheres als Vitamintabletten.

wird mehr und mehr bevorzugt. Die eingesetzten Hormone sind biotechnologisch den körpereigenen »nachgebaut« und werden individuell dosiert. Bevor Sie ein Präparat bekommen, erstellt der Arzt einen Hormonstatus, um feststellen zu können, wie viel des jeweiligen Hormons »aufgefüllt« werden muss. Ihr persönliches Rezept wird also maßgeschneidert – und durch regelmäßige Untersuchungen immer wieder neu angepasst.

Die äußerliche Anwendung von Hormonpräparaten wird immer beliebter

Gesunder Organismus

Die Gesundheit unseres Körpers hängt, wie man sieht, in starkem Maß von der Kommunikation seines »Hormonnetzes« ab. Schon kleine Pannen können zu enormen Verständigungsproblemen führen, die das Zusammenwirken der »Hormonkonferenzteilnehmer« erheblich beeinträchtigen.

In ständigem Dialog

Je genauer man das hormonelle Geschehen unter die Lupe nimmt, umso größer wird das Erstaunen darüber, dass Entgleisungen im Stoffwechsel eigentlich höchst selten sind. In der Tat, an der Kommunikation zwischen Hormonen und Wirkorten könnten wir uns ein Beispiel nehmen. Hier sind alle Kommunikationspartner optimal aufeinander eingestimmt. Das beste Beispiel dafür ist der weibliche Zyklus. Wenn eine Menstruationsstörung auftritt, dann ist das oft ein deutliches Warnsignal: »Bis hierher und nicht weiter!« Die Seele erzwingt auf diese Weise ein Innehalten und Ausruhen – etwa in Phasen von starkem beruflichem Ärger oder in einer schweren Beziehungskrise. Gedanken und Gefühle veranlassen das Gehirn, entsprechende »Depeschen« loszuschicken, dass für eine Weile Schonung angezeigt ist.

So wird einmal mehr deutlich, dass die Zellen, Organsysteme und Hormone nicht als Einzelkämpfer ihre Arbeit verrichten, sondern dass nur ihr perfektes Zusammenspiel das ausmacht, was ein Mensch als Ganzheitlichkeit erleben kann. Seele, Geist und Körper stehen durch unzählige, teilweise noch unbekannte Botenstoffe in Verbindung – ein Kosmos, in dem bei aller Komplexität und Vielfalt im Idealfall alles optimal zusammenwirkt.

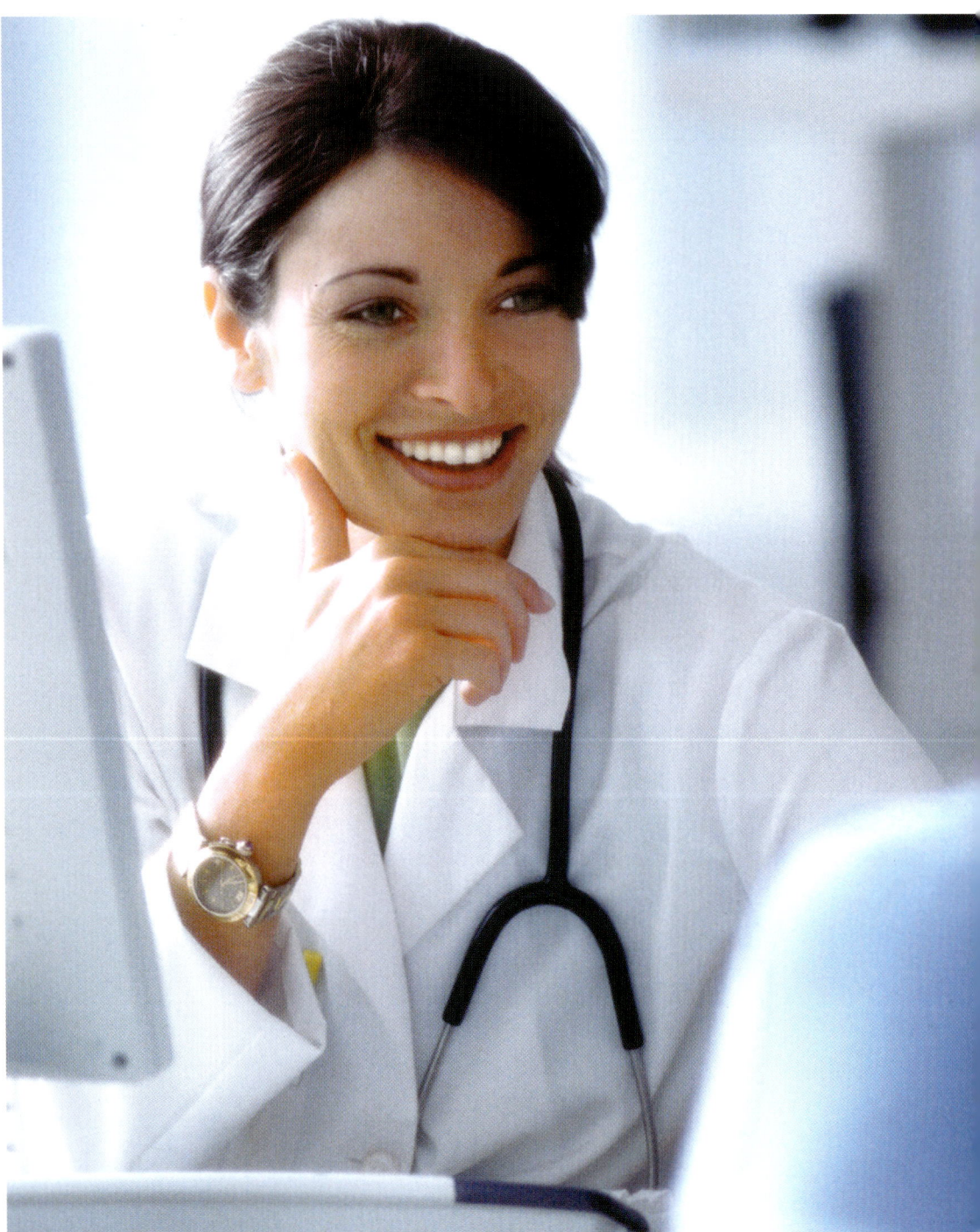

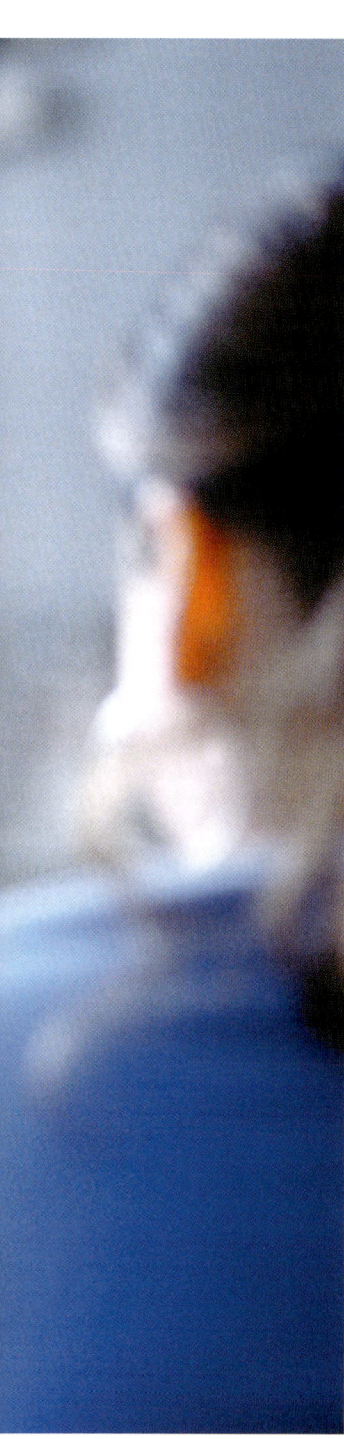

Wenn die Balance nicht stimmt

So leistungsfähig Hormone sind und so perfekt ihr Zusammenspiel funktioniert, so empfindlich reagieren sie schon auf kleinste Störungen. Gerät die Harmonie der Botenstoffe auch nur minimal aus dem Gleichgewicht, kann sich dies durch körperliche und seelische Beschwerden bemerkbar machen. Schon andauernder Stress genügt, um auf diese Weise die Gesundheit enorm zu beeinträchtigen. Nicht nur die Seele leidet, auch Haut, Muskeln, Knochen, Blutdruck, Blutgefäße und Gehirn können betroffen sein ebenso wie der weibliche Zyklus, Libido und Potenz.

Hormonelle Beeinflussungen und Störungen

Welche Hormone der Arzt untersucht und ob diese Untersuchung von der Krankenkasse bezahlt wird, hängt ganz davon ab, ob es sich um eine vorbeugende Anti-Aging-Untersuchung handelt oder ob ein gesundheitliches Problem zu Grunde liegt. Geht es um eine Erkrankung, so können Sie, je nach Beschwerden, von einem Endokrinologen, Internisten, Frauenarzt oder Urologen Ihre Hormonwerte testen lassen. Um einen Anti-Aging-Arzt zu finden, fragen Sie am besten Ihren Hausarzt. Nicht jeder der genannten Fachärzte befasst sich automatisch auch mit diesem Thema.

Endokrinologen betrachten Hormone unter dem Aspekt der Krankheit

Der Hormonstatus

Mittlerweile gibt es raffinierte Verfahren aus dem Bereich der molekularbiologischen Diagnostik, die nicht nur Aufschluss über die körpereigene Produktion und Verarbeitung von Hormonen geben, sondern auch ein ganz persönlich zugeschnittenes Konzept diagnostischer Möglichkeiten bieten. Es liegt beispielsweise auch an genetischen Einflüssen, wie unser Hormonhaushalt arbeitet und was sich in ihm im Laufe des Lebens verändert. Die Hormonwerte, die man anhand einer Blutprobe bestimmen kann, sind nur Momentaufnahmen. Mit molekularbiologisch orientierten Technologien hingegen lassen sich genetische Besonderheiten aufschlüsseln, die auch langfristig etwas aussagen. Für eine solche Untersuchung benötigt man nur zwei Milliliter Blut oder einen Mundhöhlen-Zellabstrich. Dieses gerade entwickelte, kostspielige Verfahren kommt allerdings nur bei bestimmten Erkrankungen, wie zum Beispiel Enzymdefekten, oder bei ausgeprägter Unverträglichkeit von Hormonen zum Einsatz.

Stress und Hormone

Unser Leben ist ein steter Wechsel zwischen Anspannung und Entspannung. Dieser Wechsel ist wichtig, denn der Organismus braucht immer wieder Anstöße von außen, um körperlich und geistig rege und aktiv zu bleiben. Alle Ereignisse, durch die sich ein Mensch gefordert oder be-

Gesunde Abwechslung statt Dauerstress oder Langeweile

Welche Werte sind normal?

Anhand einer Blutuntersuchung kann der Arzt feststellen, ob Ihre derzeitigen Hormonwerte im Normalbereich liegen. Allerdings können, abhängig vom Labor, die Werte je nach Vorgehensweise etwas unterschiedlich ausfallen bzw. beurteilt werden.

HORMON	DURCHSCHNITTSWERTE	EINHEIT*	ABHÄNGIG VON
17-Beta-Estradiol (= Östrogen)	♂ 18–40 ♀ 38–70	pg/ml	Zyklus, Alter
Cortisol	morgens 5,0–25,0	mg/dl	Tageszeit
DHEA-S	♂ 2,8–5,2 ♀ 1,2–2,8	mg/ml	Tageszeit, Alter
FSH	♂ 3,0–8,0 ♀ 3,2–12,0	mU/ml	Zyklus, Alter
IGF-1**	205–480	ng/ml	Alter
LH	♂ 1,9–7,4 ♀ 3,4–10,0	mg/ml	Zyklus, Alter
Melatonin	8,0–16,0	pg/ml	Tageszeit, Alter
Progesteron	2,3–25,0 (Follikelphase) 0,1–1,5 (Lutealphase) 0,0–0,5 (Postmenopause)	ng/ml	Zyklus
Prolaktin	3,0–20,0	ng/ml	Zyklus
SHBG***	♂ 10,6–3,5 ♀ 2,5–5,4	ng/ml	Alter
Testosteron	♂ 4,0–10,0 ♀ 0,2–0,5	ng/ml	Tageszeit, Alter

* mg = Millionstel Gramm; ng = Milliardstel Gramm; pg = Billionstel Gramm; dl = Deziliter; ml = Milliliter; mU = Millieinheiten
** IGF-1 erlaubt Rückschlüsse auf den Wert des (nicht direkt messbaren) Wachstumshormons
*** siehe Kapitel 3, S. 82

Hormonelle Beeinflussungen und Störungen

droht fühlt, sprechen das vegetative Nervensystem an. Dieses wiederum informiert den Sympathikus – auch Stressnerv genannt –, der als Folge die Ausschüttung wichtiger Stresshormone herbeiführt.

Stressphasen

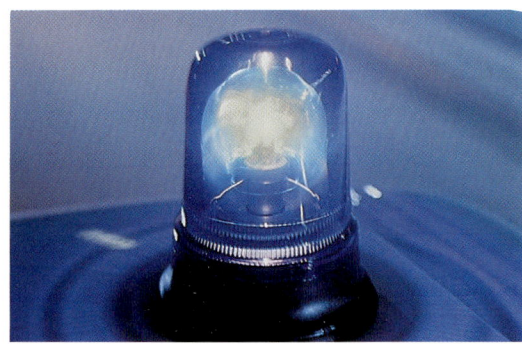

Geraten wir in eine beängstigende oder bedrohliche Situation, stellt sich der Organismus automatisch auf »Flucht oder Kampf« ein. Von einem Moment auf den anderen werden Adrenalin und Noradrenalin ausgeschüttet. Diese Hormone lassen den Blutdruck ansteigen, fördern die Muskelanspannung und erhöhen Aufmerksamkeit und Konzentration: Der Körper ist in Alarmbereitschaft. An die *Alarmphase* schließt sich die *Anpassungsphase* an: Schreck oder Angst werden kaum noch wahrgenommen, der reine Überlebenswille steht im Vordergrund. Man ist jetzt in der Lage, um sein Leben zu kämpfen oder zu rennen. Ist alles vorüber, kommt die *Ermüdungsphase* – dann bricht die Erschöpfung geradezu über einen herein. Jeder hat das schon einmal erlebt: Erst nach dem Stressereignis merkt man, dass das Herz rast, die Knie zittern und die Gesichtshaut blutleer ist. Jetzt ist *Erholung* angesagt, und je massiver die Belastung war, desto mehr Zeit wird für diese Phase benötigt.

In echte »Flucht-oder-Kampf«-Situationen geraten die wenigsten von uns

Die Stresshormone

Die Natur hat es sich raffiniert ausgedacht, dass in dem Augenblick, in dem der Körper sich zum Kampf oder zum Weglaufen bereit machen muss, Hormone ausgeschüttet werden. Nur sie sind in der Lage, mit der erforderlichen Geschwindigkeit im ganzen Körper den Ausnahmezustand auszurufen. Ein Hormon allein kann das allerdings nicht leisten. Auch hier ist wieder das Zusammenspiel und die reibungslose Kommunikation vieler Hormone im wahrsten Sinne des Wortes »notwendig«.

Bei Bedrohung wird der Körper in Sekundenschnelle in Alarmbereitschaft versetzt.

Adrenalin

Adrenalin, das im Nebennierenmark produziert wird, ist das klassische Stresshormon. Im ruhigen Alltag kursiert diese Substanz nur in geringer Menge im

PRAXIS
Stress und Hormone

> **WICHTIG**
> Adrenalin dockt an den Rezeptoren des sympathischen Nervensystems an und bewirkt dadurch:
> - eine Erhöhung der Pulsfrequenz
> - eine Steigerung des vom Herzen ausgestoßenen Blutvolumens
> - eine Erhöhung des Blutdrucks
> - eine Pupillenweitstellung
> - eine Erweiterung der Atemwege

Blut. Durch Alarmsignale des Nervensystems erfolgt die Ausschüttung jedoch blitzartig. Sowohl bei körperlichem als auch bei seelischem »Notstand« steigt der Adrenalinspiegel im Blut stark an. Aus der Leber werden darüber hinaus Zuckerreserven mobilisiert, damit genügend Energie zur Verfügung steht; dadurch steigt der Blutzuckerspiegel an. Adrenalin regt außerdem die Schilddrüse an, vermehrt Hormone auszuschütten und so den gesamten Stoffwechsel auf Hochtouren laufen zu lassen. Diese Alarmbereitschaft des ganzen Organismus kann nur durch einen Botenstoff erreicht werden, der in Sekundenschnelle auf dem Blutweg viele Adressaten »anfliegt«.

Cortisol
Dieses Nebennierenrindenhormon ist wie Adrenalin geradezu ein Energieverschwender und mobilisiert in Stresssituationen ebenfalls den gesamten Organismus. Cortisol bringt das Herz-Kreislauf-System auf Hochtouren: Es lässt den Zucker im Blut ansteigen und reduziert die Salzausscheidung über die Nieren. Die Folge ist, dass Wasser im Körper zurückgehalten wird und dadurch das Blutvolumen und der Blutdruck ansteigen. Cortisol wirkt überdies entzündungshemmend und fährt die Abwehrkräfte herunter, damit sich der Körper voll auf das Stressgeschehen konzentrieren kann.

Prolaktin
In Stresssituationen hat der Körper weder die richtigen Voraussetzungen noch Energien für die Fortpflanzung. Deshalb drosselt der Organismus in solchen Momenten die Sexualfunktionen, indem er vermehrt Prolaktin ausschüttet. Dies wiederum wirkt sich – durch das Absinken der geschlechtsdrüsenstimulierenden Gonadotropine LH und FSH – auf die Hormonproduktion der Keimdrüsen aus. Als Folge sinkt bei der Frau der Östrogen- und Progesteronspiegel, beim Mann die Testosteronkonzentration im Blut.

Prolaktin ist nicht nur für Schwangerschaft und Stillzeit von Bedeutung

Hormonelle Beeinflussungen und Störungen

Kampf oder Flucht

Die sekundenschnelle Alarm- und Reaktionsbereitschaft des Körpers, verursacht durch das Stresshormon Adrenalin, ist bewundernswert. In unserer Zeit geht es allerdings nur selten darum, sich im körperlichen Kampf durchzusetzen oder durch Flucht sein Leben zu retten, wenngleich höchste Aufmerksamkeit und Reaktionsbereitschaft in plötzlich auftretenden kritischen Situationen im Straßenverkehr durchaus ihren Sinn haben.

Unsere Bedrohungen sehen heute anders aus. Viele Menschen stehen unter einer chronischen Hochspannung, verursacht durch Leistungs-, Zeit- und Konkurrenzdruck. Die Alarmbereitschaft dauert damit nicht nur kurze Zeit an, sondern ist für viele von uns quasi zum Dauerzustand geworden. Wer sich zwischendurch nicht entspannen kann – sei es durch entsprechende Stressbewältigungsstrategien oder durch sportliche Betätigung –, kann unter solchen Bedingungen auf lange Sicht krank werden.

In Extremsituationen steigt der Stresspegel

Chronisch überlastet

Ein gewisser Stresspegel tut dem Organismus gut. Er steigert unsere Leistungsfähigkeit und hält uns körperlich und geistig fit. Doch ebenso wichtig ist der Gegenpol »Ruhe und Entspannung«. In unserer Leistungsgesellschaft zählen Muße und so genanntes »Nichtstun« leider wenig. So überfordern wir unseren Körper und unsere Seele häufig, ohne dass uns dies so recht bewusst wird: Wir bürden uns mehr Arbeit auf, als wir bewältigen können, sind ständig in Zeitnot, weil unendlich viele Termine anstehen. Selbst in den Arbeitspausen haben wir »Freizeit-

Wenn das Maß voll ist

Wenn Körper und Seele ausgepowert sind, haben wir oft das Gefühl, den täglichen Anforderungen nicht mehr gewachsen zu sein: Wir sind ohne Energien, schlapp und müde, die Lebensfreude ist auf dem Nullpunkt angelangt. Und unser Körper sendet deutliche Warnsignale:

Atembeschwerden	Muskelverspannungen	Schwindel
Bauchschmerzen	Ohrgeräusche	Übelkeit
Infektanfälligkeit	Rückenschmerzen	Verdauungsstörungen
Magenschmerzen	Schlafstörungen	Zähneknirschen

PRAXIS
Stress und Hormone

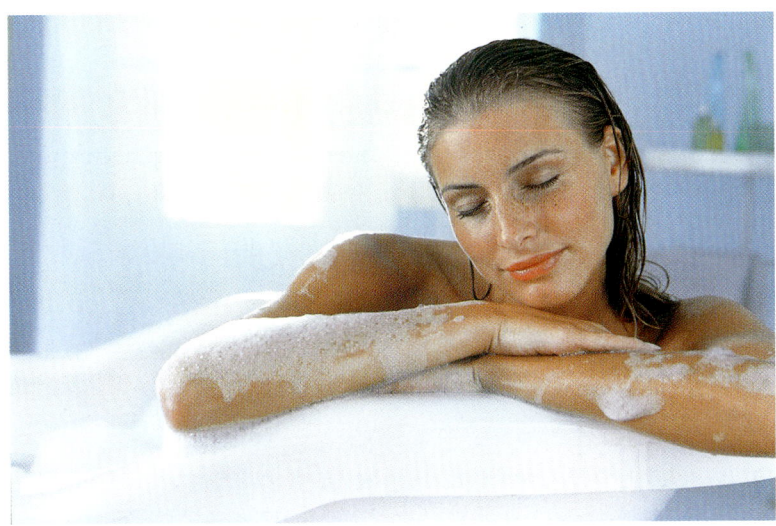

Die Seele baumeln lassen: Gönnen Sie sich auch in Stresszeiten ein entspannendes Bad.

stress«, um nur ja kein Ereignis ungenutzt verstreichen zu lassen. Diesen Dauerstress versuchen wir dann auszugleichen, indem wir oftmals zu viel essen, rauchen oder trinken.

So lebensrettend Stresshormone sind – bei Dauerstress kehrt sich ihre Wirkung ins Gegenteil um. Zirkuliert beispielsweise langfristig zu viel Cortisol im Blut, fördert dies den Abbau von Knochensubstanz, Eiweißen und Kollagen: Die Leidtragenden sind Gehirn, Skelett, Muskeln, Haut und Haare.

Dauerstress kann das hormonelle Gleichgewicht empfindlich stören

Zyklusstörungen

Stress verursacht häufig auch Zyklusstörungen. Denn der Menstruationszyklus wird nicht nur von den Sexualhormonen, sondern vom gesamten Hormonsystem reguliert. Selbst Gedanken und Gefühle, die ja die hormonelle Situation im Körper mitbestimmen, können sich auf den Zyklus auswirken.

Die meisten Frauen kennen das: Schon kleinere Aufregungen wie eine Reise oder ein unerwarteter Besuch können ausreichen, dass die Blutung verfrüht oder mit Verspätung eintritt. Bei heftigem Stress oder dauerhaften schweren Belastungen kann die Menstruation sogar ganz ausbleiben.

Frust statt Lust

In den letzten Jahren hat es sich fast zu einem Massenphänomen entwickelt: Lustlosigkeit in den Schlafzimmern, sogar bei jungen

PRAXIS

Hormonelle Beeinflussungen und Störungen

> **WICHTIG**
> Bei Männern kann sich die seelische Verfassung stark auf die Potenz auswirken. Denn Stress, kombiniert mit Alkohol- oder Nikotinmissbrauch, aber auch mit Übergewicht – häufig ebenfalls ein Symptom für übermäßige Belastung –, gehen in puncto Potenz eine ungute Allianz ein: In geballter Form rauben sie Männern regelrecht die Standkraft!

Menschen. Als eine der Hauptursachen gilt unsere moderne Lebensweise: Leistungs- und Erfolgsdruck, Zeitmangel und Hektik.
Zwar sind sexuelle Gefühle nicht allein durch die Hormone bestimmt, doch spielen diese eine wichtige Rolle dabei, und zwar nicht nur die Sexualhormone, sondern vielmehr das gesamte hormonelle Geschehen. Der Hypothalamus steht ja in engem Kontakt mit der Großhirnrinde; hier wird all das verarbeitet, was von außen auf uns einströmt. Auch das limbische System, in dem Gefühle und Gedanken gesammelt werden, hat einen »Draht« zum Hypothalamus. Damit wird klar: Dem Leiter der »Hormonkonferenz« entgeht nichts, was »draußen« passiert. Fest steht auch: Jede Störung im Dialog der Hormone kann derartige Auswirkungen auf das Wohlbefinden haben, dass auch die Lust empfindlich beeinträchtigt wird.

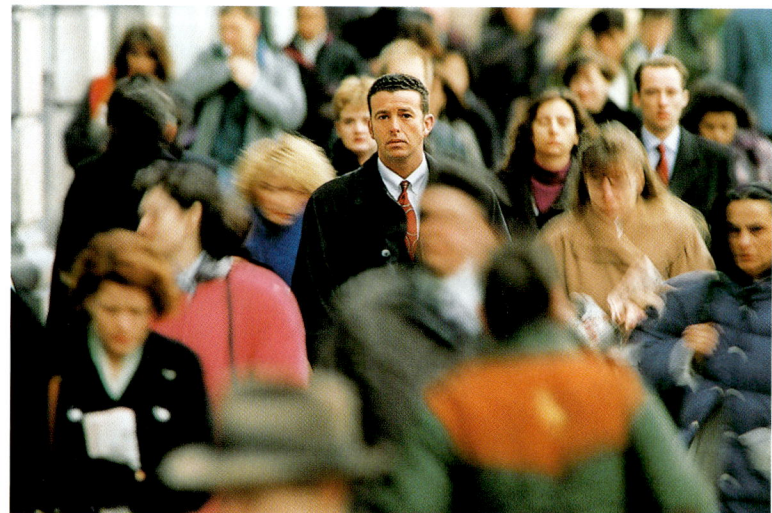

Hektik und Termindruck beeinträchtigen unsere Hormongesundheit.

PRAXIS
Das Immunsystem

Das Immunsystem

Ein Fachgebiet, das erst in den letzten Jahren die verdiente Beachtung bekommen hat, ist die Psychoneuroimmunologie. Vereinfacht ausgedrückt befasst sich dieser Wissenschaftszweig mit den Auswirkungen des seelischen Befindens auf das Immunsystem. Belastende Ereignisse oder anhaltende seelische Probleme – also Stress – können beispielsweise die Abwehrkräfte schwächen. Schuld ist, wie schon gesagt, das Nebennierenrindenhormon Cortisol, das bei Stress erhöht ist.

Man weiß heute, dass Verbindungen zwischen Immunsystem, Hypothalamus, Hypophyse, Nebennierenrinde und Keimdrüsen bestehen. Substanzen, die das Immunsystem herstellt, können sowohl die Hormonproduktion als auch deren Ausschüttung beeinflussen. Umgekehrt nehmen Hormone des Hypothalamus und der Hypophyse sowie der Nebennierenrinde und der Keimdrüsen Einfluss auf das Immunsystem. Die Abwehrlage des weiblichen Organismus wird überdies auf komplizierte Weise durch die Sexualhormone Östrogen und Progesteron beeinflusst. Dabei wird deutlich, welch enge Verknüpfung zwischen einer teilweisen Unterdrückung der Abwehrkräfte einerseits und den Aufgaben der weiblichen Fruchtbarkeit andererseits besteht.

Hormone beeinflussen die Reaktionen des Immunsystems – und umgekehrt

Hormongesunde Abwehr

Prolaktin, ein Hormon des Hypophysenvorderlappens, das vor allem für das Wachstum der weiblichen Brustdrüse verantwortlich ist, spielt nicht nur in Phasen seelischer Anspannung, sondern auch in der Immunabwehr eine Rolle. Fehlt Prolaktin, erlahmt die Aktivität der Lymphozyten (das sind wichtige Abwehrkörper im Blut), und auch die so genannten Fresszellen (Makrophagen) und die T-Zellen, eine bestimmte Art von weißen Blutkörperchen, verringern ihre Zahl. Fährt der Körper hingegen den Prolaktinspiegel im Blut hoch,

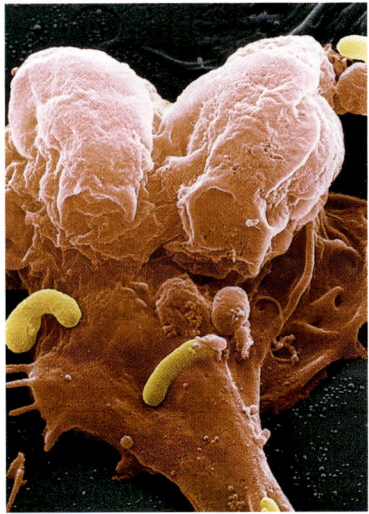

Fresszellen (braun) »verschlingen« die Krankheitserreger (gelb), die in unseren Körper eindringen.

kann man beobachten, dass sowohl die Zahl der Makrophagen ansteigt als auch die eines bestimmten Typs von Interleukinen (so genannte Kommunikationsproteine der Immunregulation), die sich unter anderem der Vernichtung von entarteten Zellen widmen.

Wie eng das Immun- und Hormonsystem aneinander gekoppelt sind, sieht man auch daran, dass bestimmte Immunzellen in der Lage sind, sowohl das »Schwangerschaftsschutzhormon« Progesteron als auch Hormone der Hypophyse (FSH und LH) zu produzieren.

Wenn mit zunehmendem Alter die Konzentration an Wachstumshormon abnimmt, so wirkt sich auch dies auf das Immunsystem aus. Denn das Wachstumshormon spielt für die normale Entwicklung und Aufrechterhaltung der Abwehrkräfte eine wichtige Rolle. Ein gut funktionierendes Immunsystem ist nicht zuletzt eine der wichtigsten Anti-Aging-Voraussetzungen, denn intakte Abwehrkräfte sorgen für regelmäßige Regenerationsprozesse in der Zelle. Sexualhormone intensivieren manchen Schritt des Immunsystems. Die so genannte Anti-Aging-Medizin hat also keineswegs nur den Sinn, die weniger werdenden Hormone zu ersetzen. Vielmehr geht es um das feine Zusammenspiel der Hormone mit anderen komplexen Systemen des Organismus und um einen behutsamen Eingriff in erlahmende Abläufe.

Manche immunbedingte Krankheiten treten mit zunehmendem Alter häufiger auf

Haut und Hormone

Wie sehr die Haut dem (Zusammen-)Spiel der Hormone unterworfen ist, kann man manchen Frauen sogar innerhalb eines Monatszyklus ansehen. Viele bekommen in den letzten Tagen vor dem Beginn der Menstruation Pickelchen und andere Hautunreinheiten, die mit dem Einsetzen der Regelblutung wieder verschwinden. Bekannt ist auch das Phänomen, dass die »Pille« die Haut verschönert beziehungsweise ihren Zustand verbessert – zum Beispiel bei Akne.

Die Haut und damit unser Aussehen wird entscheidend von den Geschlechtshormonen geprägt. Diesem Aspekt widmen die Wissenschaftler in letzter Zeit mehr und mehr ihre Aufmerksamkeit.

Schöne Haut

Die Haut ist sozusagen ein »Erfolgsorgan« der Eierstockhormone. Man kann ihr regelrecht ansehen, wie es um die Geschlechtshormone bestellt ist.

Östrogen hält die Haut jugendlich straff

Der Aufbau der Haut

Mit 1,5 bis zwei Quadratmeter ist die Haut, zu der auch Haare, Nägel, Schweiß- und Talgdrüsen zählen, flächenmäßig unser größtes Organ. Obwohl nur wenige Millimeter dünn, bringt sie es bei einem durchschnittlich großen und schweren Menschen auf etwa zehn Kilo Gewicht! Unsere Schutzhülle ist aus drei unterschiedlichen Schichten aufgebaut:

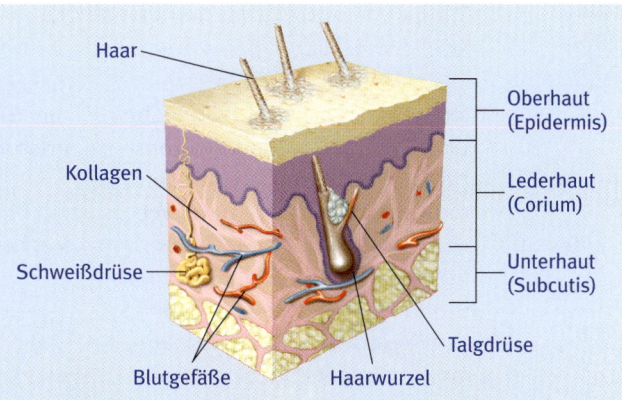

Die Oberhaut (Epidermis) besteht aus mehreren Zell-»Lagen«. In der untersten Lage, der Keimschicht, werden alle Zellen der Oberhaut gebildet und wandern dann nach oben, wobei sie mehr und mehr verflachen und verhornen und schließlich in winzigen Schuppen abgestoßen werden.

Die elastische Lederhaut (Corium) wird von zahlreichen haarfeinen Blut- und Lymphgefäßen durchzogen. Hier befinden sich Haarwurzeln, Talg- und Schweißdrüsen sowie Nervenenden.

In der Unterhaut (Subcutis) liegen neben zahlreichen Blut- und Lymphgefäßen die Fettzellen, welche die polsternde und schützende Fettschicht bilden. Wie dieses Unterhautfettgewebe verteilt ist, hängt unter anderem von unseren Geschlechtshormonen ab. Deshalb haben Männer und Frauen unterschiedliche Körperproportionen: Frauen neigen beispielsweise mehr zu Fettpölsterchen an den Hüften, Männer zu Fettansammlung am Bauch.

In der Schwangerschaft zirkuliert eine erhöhte Menge an Östrogen im Blut, deshalb haben werdende Mütter so eine rosige, gut durchblutete Haut. Das Gewebe scheint außerdem straffer, weil es durch Wassereinlagerungen aufgepolstert ist.

Mit Beginn der Wechseljahre dagegen stellen viele Frauen einen deutlichen Alterungsschub der Haut fest: Die Elastizität lässt nach, die Unterpolsterung wird weniger, die Haut damit dünner, und sie macht häufig einen fahlen Eindruck. Vor allem der Rückgang des Östrogenabkömmlings 17-Beta-Estradiol ist für diese alterstypische Veränderung verantwortlich: Das Absinken des Spiegels gibt vielen Zellen den Befehl, Selbstmord zu verüben. Das klingt makaber, aber dieses als »Apoptose« bezeichnete Phänomen kommt in unserem Leben immer wieder vor. Man spricht auch vom »programmierten Zelltod«, einem

Hormonelle Beeinflussungen und Störungen

Zelluntergang, der durch genetische Informationen reguliert wird. Mit dem Älterwerden nimmt dieser Prozess zu.

Gute Durchblutung

Wie bereits erwähnt, haben Östrogene und das Gelbkörperhormon einen entscheidenden Einfluss auf die Durchblutung unserer Haut: Östrogen erweitert die Blutgefäße und sorgt damit für eine intensivere Durchblutung. Und wieder einmal zeigen sich hierin die raffinierten hormonellen Zusammenhänge: Östrogen, das auch die Durchblutung der Scheidenschleimhaut steuert, erreicht in der Zyklusmitte die höchste Konzentration im Blut. Zu diesem Zeitpunkt findet nicht nur der Eisprung statt, die meisten Frauen haben dann auch vermehrt Lust auf Sex. Das Gelbkörperhormon hat genau den gegenteiligen Effekt. Es sorgt dafür, dass sich Venen und Arterien zusammenziehen, wodurch die Blutversorgung des Gewebes abnimmt.

Gegen Ende des Zyklus haben Frauen meist weniger Lust auf Sex

Da die beiden hormonellen Gegenspieler im Verlaufe eines Zyklus unterschiedlich stark auftreten, machen die Blutgefäße der Frau einen steten Wechsel zwischen Weit- und Engstellung mit. Dieser »Trainingseffekt« fällt weg, wenn die Eierstöcke mit der Zeit immer weniger ihrer Hormone an das Blut abgeben, so dass die Gefäße sich zunehmend verengen und erstarren. Die feinsten Gefäßverästelungen werden immer weniger durchlässig, die Haut ist nicht mehr so gut durchblutet, und ihre Farbe wird blasser.

Faltenfrei

Kollagen ist ein Struktureiweiß, das vor allem, aber nicht ausschließlich im Bindegewebe vertreten ist. In der Kosmetik setzt man es Hautcremes zu, in der Schönheitschirurgie werden Kollagenunterspritzungen vorgenommen, um Falten zu glätten. Solange noch genügend Östrogen von den Eierstöcken gebildet wird, ist eine Kollagenzufuhr von außen allerdings nicht nötig, denn Östrogene stimulieren die Neubildung kollagener Fasern. Für deren Erhalt wiederum sorgen Progesteron und Androgene; sie verhindern den Abbau von Kollagen. Übermäßiger Kaffeegenuss und Nikotin hingegen beschleunigen den Kollagenabbau, denn Koffein fördert die Entstehung freier Radikale.

Straffes Gewebe

Auch das Wachstumshormon, das in der Hirnanhangdrüse gebildet wird, hat einen Effekt auf Haut

PRAXIS
Haut und Hormone
49

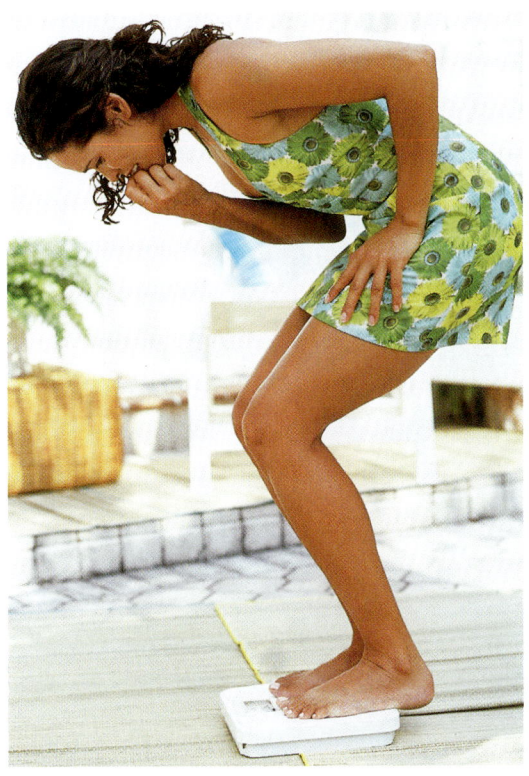

Mit zunehmendem Alter wird es immer schwieriger, sich eine gute Figur zu bewahren.

auswirkt. Mit dem Älterwerden verschiebt sich dieses Verhältnis allmählich zugunsten der Fettablagerung. Deshalb sind hartnäckige Fettpolster auch Zeichen zunehmenden Alters.

Hautprobleme

Ist hormonell alles im Lot, so hat die Haut in der Regel ein gesundes Aussehen. Doch sobald im Dialog der Hormone etwas nicht stimmt, kann sich das an der Haut bemerkbar machen.

Akne

Unter Akne versteht man eine Reihe von Störungen in den Talgdrüsenfollikeln. Am bekanntesten ist die Acne vulgaris, die vor allem in der Pubertät – aber keineswegs nur da – auftritt. Sie beruht auf einer gesteigerten Talgproduktion und schnelleren Verhornung der Haut. Die Ursache dafür ist eine erhöhte Produktion männlicher Sexualhormone.

und Gewebe. Es fördert die Bildung von Eiweißmolekülen, die Verbindungen zwischen den Zellen schaffen und so die Zellzwischenräume ausfüllen. In diesen Zellverbund wird zudem Wasser eingespeichert. Dadurch bekommt das Gewebe ein strafferes Aussehen und eine gewisse Festigkeit. Da das Wachstumshormon den Einbau von Eiweißbausteinen in die Zellen fördert, hat es einen aufbauenden (anabolen) Effekt, was sich vor allem auf das Fett-Muskel-Verhältnis des Körpers

Offenbar spielt bei der Entstehung von Akne die erbliche Veranlagung mit eine entscheidende Rolle, denn in manchen Familien tritt sie gehäuft auf. Aber auch Stress kann schuld sein, da die Nebennierenrinden dann vermehrt Androgene ausschütten. Die gesteigerte Talgproduktion und schneller verhornenden Zellen

Akne hinterlässt Narben auf der Haut

Hormonelle Beeinflussungen und Störungen

verstopfen die Talgdrüsen, so dass sich ein regelrechter Talgpropf bildet – ideale Bedingungen für die Vermehrung von Bakterien. Es kommt zu den typischen Entzündungen mit knotigen, roten Pusteln und Eiterpickeln.
Bei Akne kann der Arzt entweder niedrig dosierte Antibiotika oder exakt bestimmte Hormongaben verordnen. Aber auch mit einer entfettenden Mixtur, die auf die Haut aufgetragen wird, bessern sich die Symptome.

Hirsutismus

Männliche Sexualhormone werden bei der Frau wie gesagt nicht nur in den Eierstöcken, sondern auch in den weiblichen Nebennierenrinden produziert, normalerweise aber in so geringen Mengen, dass man äußerlich nichts bemerkt. Durch Veranlagung oder hormonhaltige Medikamente (zum Beispiel Cortisonpräparate) kann es jedoch zu einer stärkeren Ausschüttung von Androgenen kommen. Die Folge: An Brust, Bauch und Beinen wachsen vermehrt Haare, die Schambehaarung nimmt zu, und bei manchen Frauen beginnt sogar ein Bärtchen zu wachsen. Diese Störung nennt man Hirsutismus. Manchmal kann auch eine Vergrößerung der Nebennierenrinden oder ein hormonproduzierender Tumor an dem erhöhten Androgenspiegel schuld sein.
Hirsutismus lässt sich nur durch eine gezielte hormonelle Behandlung in den Griff kriegen, durch die die Androgene gehemmt werden.

Hautfeinde

Wenn von »Hautfeinden« die Rede ist, denken die meisten von uns spontan an zu viel Sonne, Nikotin, Schlafmangel und übermäßigen Alkoholgenuss: allesamt äußere Faktoren, die man ausschalten könnte und sollte. Doch auch in unserem Hormonhaushalt und im körpereigenen Stoffwechsel sind Hautfeinde unterwegs.

Haarentfernung hat bei Hirsutismus nur einen sehr kurzlebigen Effekt.

Frauen mit Hirsutismus leiden häufig auch an Akne

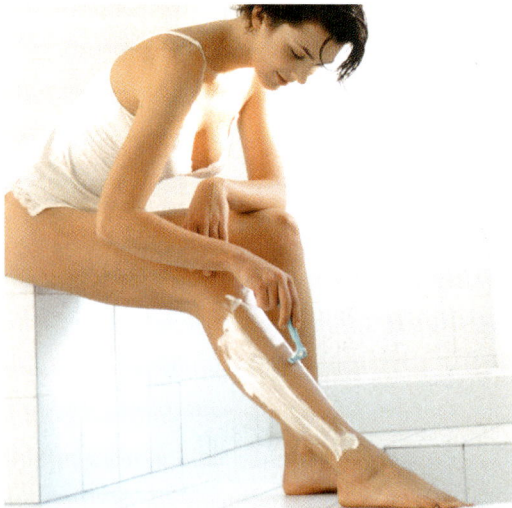

Cortisol

Ein hoher Cortisolspiegel im Blut ist ein Zeichen für hohe Dauerbelastung. Das Hormon muss Reserven aus Knochen und Haut mobilisieren, um den Körper bei Leistung zu halten – unglücklicherweise aber gerade die kollagenen Fasern, die dazu beitragen, dass unsere Haut elastisch bleibt. Einen gewissen Ausgleich können zwar Östrogene schaffen, doch bei Dauerstress ist in der Regel Cortisol der Sieger – mit der Folge, dass die Haut an Elastizität verliert.

> **WICHTIG**
> Die Entstehung freier Radikale steigt auch an bei
> - starker körperlicher Belastung
> - Infektionen
> - Zuckerkrankheit
> - Sauerstoffmangel im Gewebe (zum Beispiel bei Durchblutungsstörungen oder einem Angina-pectoris-Anfall)
> - hoher Eisenzufuhr (dunkles Fleisch, Eisentabletten)

Freie Radikale

Freie Radikale sind aggressive Sauerstoffmoleküle, die die Schutzschicht unserer Körperzellen angreifen und unsere Erbinformation schädigen können. Sie entstehen bei zahlreichen Stoffwechselvorgängen in unseren Zellen. Meist ist der Körper zwar in der Lage, die Auswirkungen dieser aggressiven Moleküle zu reparieren, aber eben nicht immer. So können freie Radikale beispielsweise für Gewebeschäden verantwortlich sein oder durch ihre ständigen Eingriffe in die Erbsubstanz Zellen entarten lassen und dadurch Krebs verursachen. Zumindest teilweise können wir die Entstehung dieser aggressiven Substanzen selbst steuern, denn hohe UV-Belastung, Ozon, Rauchen oder Kontakt mit Lösungsmitteln und Pestiziden kurbeln ihre Produktion an. Wenn wir diese »Noxen« meiden, schützen wir unsere Gesundheit. Durch die genügende Zufuhr von Antioxidantien (siehe S. 119) können wir freie Radikale zudem neutralisieren und dadurch auch den Alterungsprozess verzögern, den diese kleinen Aggressoren vorantreiben. Denn nach jedem Angriff von freien Radikalen sammeln sich giftige Abfallprodukte in den Zellen, beeinträchtigen deren Funktion und lassen sie schließlich absterben. Ein Zeichen dafür sind die braunen Altersflecken, die sich auf reiferer Haut – vor allem an den Händen, aber auch im Gesicht – bilden.

Freie Radikale – eine aggressive Form des Sauerstoffs

Hormonelle Beeinflussungen und Störungen

Gehirn in Aktion

Heute weiß man, dass das menschliche Gehirn keine festgelegten Strukturen hat, sondern nahezu unerschöpfliche Entfaltungsmöglichkeiten. Das Gehirn schickt auch nicht nur Hormone auf den Weg. Vielmehr steht es selbst unter dem Einfluss verschiedener Hormone. Interessanterweise sind hier an erster Stelle die Sexualhormone zu nennen – doch dazu später.

Zentrale Steuerung

Beim Stichwort »Gehirn« fällt uns meist spontan das »Denken« ein, und wir vergessen darüber alle anderen Aufgaben. In Wahrheit aber ist das Gehirn unser eigentlicher Motor: Es ist für unsere Wahrnehmung zuständig, reguliert unsere Wachheit, unsere Aufmerksamkeit und Konzentration. Das Gehirn steuert unsere Bewegung und unseren Tastsinn. Es beherbergt unser Gedächtnis und unser Gefühlsleben. Es hat einen entscheidenden Einfluss auf unsere Persönlichkeit und unsere Stimmungen. Und: Es produziert Hormone! Und zwar nicht nur die vom Hypothalamus und der Hirnanhangdrüse gebildeten, sondern auch die an verschiedenen anderen Stellen des Gehirns produzierten Hormone.

Das menschliche Gehirn hat mehr als zehn Milliarden Nervenzellen

Neurotransmitter

Neurotransmitter sind Überträgerstoffe, die an Synapsen – Übertragungsstellen im Nerven-

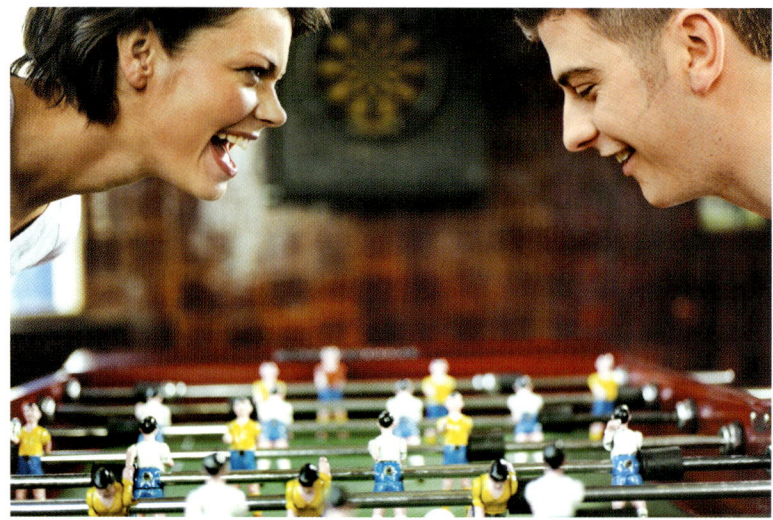

Blitzschnelle Reaktionen – beim Tischfußball erforderlich – verdanken wir unserem Gehirn.

system – Informationen zur nächsten Nervenzelle weiterleiten. Sie vermitteln gewissermaßen den »Sprung« in ein anderes Datennetz.

Zu den bekanntesten zählen Dopamin, Serotonin, Acetylcholin, Noradrenalin, ACTH und GABA (Gamma-Amino-Buttersäure). Jeder Neurotransmitter hat eine für ihn typische Wirkung. Acetylcholin regt die Willkürmotorik an, fördert die Wahrnehmung äußerer Reize, steuert die Informationsverarbeitung, das Hunger- und Durstgefühl und intellektuelle Leistungen wie Urteils- und Kritikvermögen. Dopamin unterstützt den seelisch-körperlichen Antrieb und die emotionale ebenso wie die motorische Spontaneität. Es fördert unsere Konzentrations- und Reaktionsfähigkeit, Aufmerksamkeit und Sinneswahrnehmung. Serotonin wiederum gilt als »Glücksbotenstoff«, denn es verschafft Ruhe und Ausgeglichenheit, wirkt depressiven Verstimmungen entgegen und hat eine schlafregulierende Wirkung.

Neuropeptide

Neuropeptide sind eine besondere Gruppe der Neurotransmitter. Sie werden im Gehirn und in Zellen anderer Organstrukturen gebildet. Die bekanntesten sind die Endorphine, Substanzen, die zum Beispiel nach sportlicher Betätigung ausgeschüttet werden und dabei ein besonderes seelisch-körperliches Wohlbefinden vermitteln. Endorphine wirken darüber hinaus als körpereigene Schmerzmittel.

Neurotransmitter allgemein und Neuropeptide im Besonderen haben auch einen speziellen Kontakt zum Immunsystem. Hier könnte ein möglicher Zusammenhang zwischen seelischem Befinden und Infektanfälligkeit begründet liegen.

Neurosteroide

Neurosteroide sind Hormone, die über verschiedene »Schienen« auf die Gehirnfunktion einwirken, wie etwa über die Erregbarkeit der Nerven, die Veränderung des Kalziumdurchflusses oder die Beeinflussung bestimmter Rezeptoren. Sie sind daher auch an unserem Verhalten und unseren psychischen Reaktionen beteiligt: wie wir auf Stress reagieren, was in uns Angst auslöst, ob wir leicht deprimiert sind, wie erholsam wir schlafen. Die wichtigsten Neurosteroide sind DHEA, 20-OH-Progesteron, Estradiol, Progesteron und Cortisol sowie Pregnenolon, das in Progesteron umgewandelt wird.

Manche dieser Hormone werden nicht im Gehirn produziert, kommen aber über die Blutbahn dort »vorbei« und haben auf diese Weise Einfluss auf die Gehirn-

Botenstoffe, die uns glücklich machen: die Endorphine

PRAXIS
Hormonelle Beeinflussungen und Störungen

funktion. So hebt Estradiol (ein Östrogen) die Konzentration von Serotonin und hat damit positiven Einfluss auf die seelische Ausgeglichenheit, während Cortisol die Nerven strapaziert.

Merkfähigkeit

Die Beobachtung, dass die Gedächtnisleistung mancher Frauen nach den Wechseljahren rapide abnimmt, legt seit langem die Vermutung nahe, dass Östrogene eine nicht zu unterschätzende Wirkung auf das Gehirn haben. Dies bestätigt auch ein Vergleich der Gedächtnisleistungen von Frauen, die nach der Menopause Östrogene einnehmen, mit denen anderer Frauen. Auch das Erlernen neuer Inhalte fällt unter Hormongabe offenbar leichter.

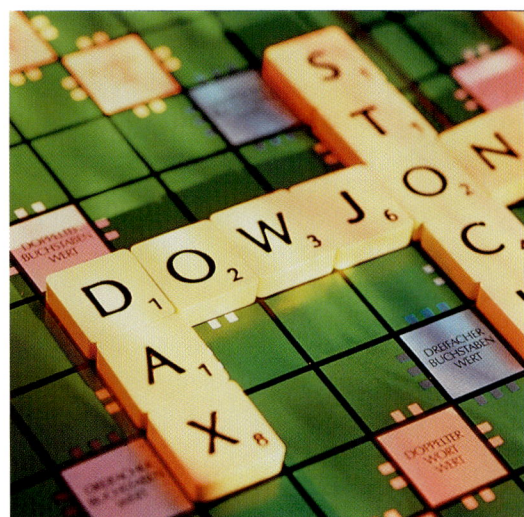

Östrogen stimuliert unter anderem den Neurotransmitter Acetylcholin, der die geistige Differenzierung und Einsichtsfähigkeit steuert und der für die Speicherung neuer Informationen sowie

Östrogene wirken auch positiv auf die sprachliche Intelligenz ein.

Die positiven Wirkungen von Östrogen auf die Gehirnfunktionen:

- erhöht die Konzentration an NGF (= nerve growth factor, ein Eiweiß, das das Nervenwachstum fördert)
- steigert die Konzentration des Wachstumshormons und dadurch auch des NGF
- fördert die Gefäßerweiterung und damit die Durchblutung
- verhindert die Bildung von Amyloid (ein Glykoproteinkomplex), durch dessen Ablagerung im Gehirn der Morbus Alzheimer entsteht
- wirkt als Radikalenfänger
- hat eine positive Wirkung auf die sprachliche Intelligenz
- steigert die Konzentration von Serotonin
- fördert die Endorphinbildung

für das Abrufen abgelegter Daten eine Rolle spielt.

Zu wenig Östrogen im Gehirn reduziert das Serotonin. Die Folge können depressive Verstimmungen sein. Östrogen kann die Anzahl der Synapsen beeinflussen, die für geistige Wachheit und Vitalität und für die Beweglichkeit und Lebendigkeit des Gehirns eine entscheidende Rolle spielen.

Nervenschutz

Progesteron übt einen regenerativen Einfluss auf die so genannten »Schwann'schen Zellen« aus – die Schutz- und Ernährungszellen für die Nervenzellen. In diesen Zellen wird Progesteron aus der Vorstufe Pregnenolon gebildet, um die Bildung der Myelinscheide zu fördern – das ist quasi das »Bett«, in dem die Nervenbahnen liegen. In dieser Hinsicht kann man sagen, dass Progesteron eine gewisse Nervenschutzfunktion und beruhigende Wirkung hat.

Progesteron sorgt für ein gutes Nervenkostüm

Testosteron im Gehirn

Ein Teil des Testosterons wird im Gehirn zu Östrogen umgewandelt und hat dann die bereits beschriebenen Wirkungen: Es verbessert die Durchblutung, erhöht die Serotoninkonzentration, schützt gegen Ablagerungen, steigert die Wachstumshormonkonzentration und vermindert die Zahl der freien Radikale. Außerdem wirkt Testosteron seinerseits sich positiv auf die männliche Libido und das räumliche Denken aus.

Diverse Einflüsse

Das Wachstumshormon hat, wie schon gesagt, eine förderliche Wirkung auf die Nervenwachstumssubstanz NGF (nerve growth factor). Es steigert aber auch die Konzentration des Hormons Pregnenolon – ein Progesteronverwandter, der Gedächtnis und Denkvermögen unterstützt und zur Angstminderung beiträgt. Außerdem stimuliert das Wachstumshormon die Produktion von Neurotransmittern; es mindert auf diese Weise Müdig-

Pregnenolon hilft unserem Gedächtnis und Denkvermögen auf die Sprünge.

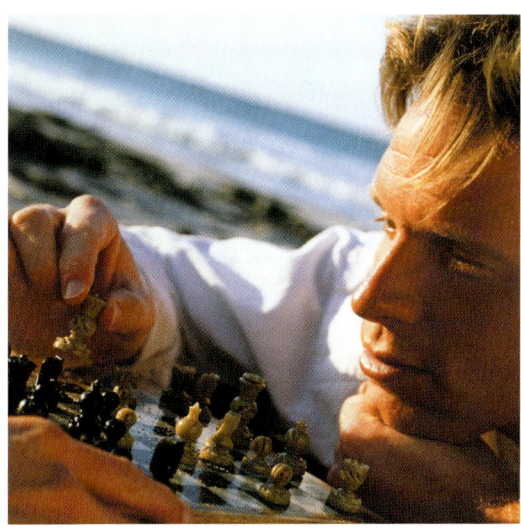

PRAXIS
Hormonelle Beeinflussungen und Störungen

keit, Erschöpfung, Depressionen, Schlafstörungen, Angstbereitschaft und Reizbarkeit und verbessert gleichzeitig die Fähigkeit, Stress zu bewältigen.

Schlaf und Hormone

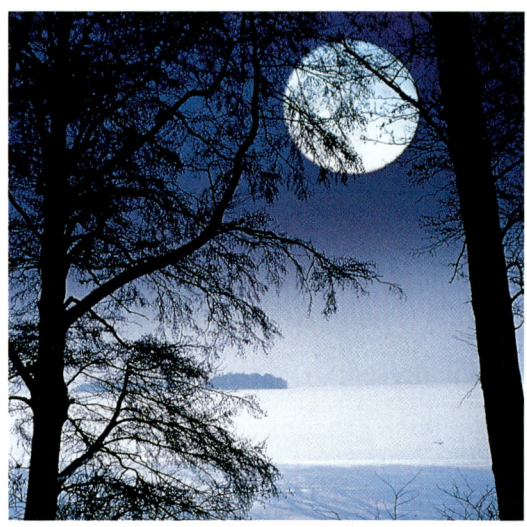

Wir wissen heute, dass Schlaf, insbesondere die Tiefschlafphasen, für Schönheit und Gesundheit von großer Wichtigkeit ist. Aber auch Traum(REM)-Phasen haben ihre Bedeutung für das körperlich-seelische Wohlbefinden.

Offenbar helfen Träume den Menschen, sich psychisch zu regenerieren und sich neue Handlungs- und Denkmöglichkeiten zu erschließen. In der REM-Phase des Schlafes, die begleitet ist von einem hohen Cortisolspiegel, werden Informationen und Erlebnisse, die sich tagsüber angesammelt haben, gewissermaßen sortiert. Das Abspeichern dieser Inhalte vollzieht sich dann in der Tiefschlafphase, in der – durch das Zirbeldrüsenhormon Melatonin gesteuert – vermehrt Wachstumshormone ausgeschüttet werden.

Vor dem Aufwachen steigt dann der Spiegel des »Weckhormons« ACTH. Über die Blutbahn gelangt ACTH zur Nebennierenrinde und regt dort die Ausschüttung von Cortisol an. Dieses setzt Energiereserven des Körpers frei: Zeit zum Aufstehen!

Schlafförderer

Wenn wir uns zur Ruhe begeben, fangen gewisse Hormone in unserem Körper erst richtig zu arbeiten an. Das betrifft in erster Linie das »Schlafhormon« Melatonin.

Melatonin
Dieses Hormon zählt zu den Neuropeptiden und ist eng verwandt mit dem Neurotransmitter Serotonin. Es hat eine schlaffördernde Wirkung. Wenn unter dem Einfluss des abnehmenden Tageslichts die Melatoninsynthese beginnt, geht eine eindeutige Bot-

Der Schlafbedarf ist von Mensch zu Mensch unterschiedlich

Somatotropin und Melatonin arbeiten während der Nacht in unserem Körper.

Schlaf und Hormone

schaft durch den Körper: Stoffwechsel herunterfahren! Dank dieses Hormons können wir uns nachts erholen. Die Melatoninsekretion ist nicht vom Schlaf abhängig, sondern ausschließlich vom Hell-Dunkel-Rhythmus. Gerät unsere »innere Uhr« durcheinander, wie zum Beispiel beim Jetlag-Syndrom, bei Schlafstörungen von Schichtarbeitern oder bei Blinden (der Hell-Dunkel-Rhythmus wird ja über die Netzhaut des Auges an das Gehirn vermittelt), so können Melatoningaben helfen. Dies gilt auch bei Schlafstörungen infolge eines reduzierten Melatoninspiegels.
Melatonin hält jung, heißt es; denn es schaltet die Kraftwerke der Zellen einige Stufen herunter und beugt auf diese Weise Energievergeudung und vorzeitigem Verschleiß vor. Außerdem reduziert Melatonin die Körpertemperatur. Das verschafft dem Organismus die Möglichkeit, sich an notwendige Zellreparaturen zu machen, denn solange die Energieverbrennung und -gewinnung auf Hochtouren läuft, ist dies kaum möglich. Mit fortschreitendem Alter büßt der Körper die Fähigkeit ein, nachts seine Körpertemperatur zu senken. Dies könnte einer der Gründe sein, weshalb sich ältere Menschen am Morgen nicht richtig erholt fühlen.

Progesteron

Auch Progesteron fördert den wohlverdienten Schlaf. Man könnte es fast ein Heilmittel für die Seele nennen. Dieses Hormon wirkt ausgleichend, weil es die Myelinscheidenbildung anregt (die gewissermaßen ein Schutzmäntelchen für das Nervenkostüm darstellt) und weil es im Gehirn die Bildung körpereigener Opiate anregt, die eine schmerzstillende, ausgleichende und beruhigende Wirkung haben. Wie wirksam dieser körpereigene Stoff ist, zeigt auch die Tatsache, dass Entbindende, die einen hohen Progesterongehalt im Blut haben, bei einem Kaiserschnitt nur wenig Narkosemittel benötigen.

Wie ein sanftes Ruhekissen: die Wirkung von Progesteron

Schlafstörer

Wohl jeder kennt die Situation: Man liegt im Bett, ist eigentlich

> Kinder wachsen im wahrsten Sinne des Wortes im Schlaf: Denn das Wachstumshormon Somatotropin wird ebenfalls während der Nachtruhe freigesetzt. Es hat auch Einfluss auf die Schlaftiefe und Schlafarchitektur, das heißt auf den Wechsel der REM- und Non-REM-Phasen.

todmüde und kann nicht einschlafen, weil man etwas Aufwühlendes erlebt hat oder sorgenvolle Gedanken nicht abschütteln kann. Schuld an dieser Schlafblockade ist in erster Linie der Stress.

Unruhige Zeiten

In Stresssituationen wird Adrenalin ausgeschüttet, das sich am Abend geradezu »kontraproduktiv« verhält, denn es verlangt vom Organismus Wachheit und Reaktionsbereitschaft. Das Herz klopft, der Atem geht schneller, an Schlaf ist nicht zu denken. Auch nächtliches Aufwachen kann seine Ursache in einem zu hohen Adrenalinspiegel haben, der den Tiefschlaf verhindert.

Östrogenmangel

Ein Östrogenmangel kann in gewisser Weise ebenfalls an Schlafstörungen schuld sein. Viele Frauen leiden in den Wechseljahren, hauptsächlich bedingt durch den Östrogenmangel, unter vegetativen Störungen. Das kann vielerlei Folgen haben, denn das vegetative Nervensystem hat fast den gesamten Organismus im »Griff«: Atmung, Verdauung, Herztätigkeit, Wärmeregulierung – all dies sind ja Bereiche, die man mit dem Willen nicht steuern kann. Ist das vegetative Nervensystem erst einmal aus dem Gleichgewicht geraten, bildet sich häufig ein Teufelskreis aus Nervosität, Reizbarkeit und Schlafstörungen: Menschen, deren Schlaf gestört ist, werden immer nervöser und reizbarer – und können wiederum nicht schlafen. Wem es überdies in seiner Schlafarchitektur an Traum(REM)-Phasen mangelt, der gerät mehr und mehr in eine emotionale Erstarrung. Auch wer häufig vor dem Ende der REM-Phasen erwacht, also seine Träume nicht zu Ende träumen kann, droht emotional zu verarmen.

Östrogen ist also vor allem für Durchschlafstörungen verantwortlich. Die Ursache dafür ist wiederum ein sinkender Serotoninspiegel, die Abnahme des NGF (Nervenwachstumsfaktor) und eine verminderte Gehirndurchblutung. Durch eine Östrogenbehandlung können Schlafstörungen, die auf einem Östrogenmangel beruhen, beseitigt oder zumindest deutlich gebessert werden.

> Schlafmangel führt zu Reizbarkeit und geringerer Belastbarkeit

Das prämenstruelle Syndrom

Unter dem prämenstruellen Syndrom (PMS) versteht man eine Vielzahl unterschiedlicher körperlicher und seelischer Be-

Das prämenstruelle Syndrom

schwerden, die regelmäßig in der zweiten Zyklushälfte auftreten. Die Betroffenen klagen häufig über Schmerzen in den Brüsten und im Unterleib, Völlegefühl, Aufgetriebensein, Übelkeit, Ödeme, Kopf- und Rückenschmerzen, depressive Verstimmungen, Konzentrationsprobleme und Heißhunger – um nur die wichtigsten Symptome zu nennen. In etwa 350 Studien wurden rund 200 verschiedene Symptome genannt.

Sensible Balance

Eine plausible Erklärung für all diese Beschwerden steht bis heute aus. Etwa jede vierte Frau über 20 leidet unter einer milden Form des PMS, rund fünf Prozent aller Frauen benötigen ärztliche Hilfe, da sie die Beschwerden kaum ertragen können. Krankhafte Veränderungen des Hormonhaushalts sind bei den Betroffenen meist nicht nachweisbar, sondern nur die »normalen« Hormonschwankungen während des Zyklus. Man vermutet jedoch, dass daneben noch zusätzliche Veränderungen der zentralnervösen Regulation durch Serotonin, Gamma-Amino-Buttersäure-Verbindungen sowie Opioide (körpereigene Schmerzmittel) auftreten.

Hormonelles Auf und Ab

Der Blutspiegel an Östrogen steigt im Verlauf der ersten Zyklushälfte kontinuierlich an, um nach dem

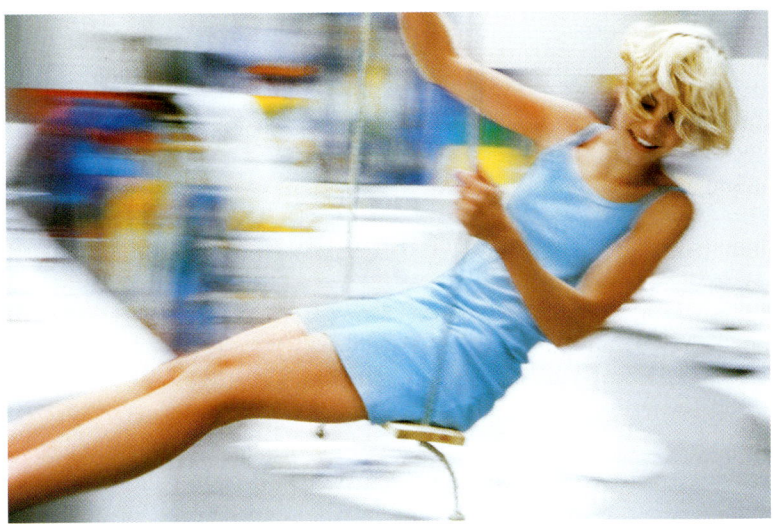

Das Auf und Ab von Östrogen und Progesteron während des Zyklus sind normale Hormonschwankungen.

Hormonelle Beeinflussungen und Störungen

Eisprung – wenn keine Befruchtung erfolgt ist – wieder abzufallen. Der Progesteronspiegel ist in der gesamten ersten Zyklushälfte sehr niedrig und steigt nach dem Eisprung schlagartig an. Ist das Ei nicht befruchtet worden, wird das Schwangerschaftsschutzhormon Progesteron nicht mehr gebraucht und fällt etwa bis zum 19. Zyklustag steil ab, um dann in eine flachere Kurve auszulaufen.
Jede dieser Hormonveränderungen kann Beschwerden verursachen, muss es aber nicht. Das ist die simple Erklärung dafür, dass manche Frauen sehr leiden, andere gar nicht. Ein Allheilmittel gibt es daher nicht.

Wassereinlagerung

Ist zu wenig Progesteron vorhanden, sammelt sich Wasser im Gewebe an. Das kann auf der Waage bis zu zweieinhalb Kilo ausmachen. Spannungsgefühle im ganzen Körper, besonders aber in den Brüsten, im Bauch und in den Beinen sind die Folge, manchmal auch eine verminderte Darmtätigkeit, was das Gefühl des Aufgetriebenseins noch verstärkt. Hinzu kommen häufig Niedergeschlagenheit und Reizbarkeit, da die Produktion von körpereigenen Schmerzstillern beziehungsweise Stimmungsaufhellern im Gehirn reduziert ist.

> **WICHTIG**
> Schon ein ganz leichter, ansonsten nicht feststellbarer Mangel an Schilddrüsenhormonen kann Zyklusstörungen hervorrufen. Deshalb sollten Sie bei einem PMS auch an die Schilddrüse denken.

Prostaglandine

Prostaglandine sind Gewebshormone beziehungsweise hormonähnliche Substanzen, die in allen Organen nachweisbar sind. Weil man sie zuerst in der Samenflüssigkeit und auch in den Keimdrüsen gefunden hat, bekamen sie den Namen, der an die männliche Prostata erinnert.
Prostaglandine haben vielfältige Funktionen: Sie wirken auf den Blutdruck, die Blutgerinnung, die Muskulatur, die nicht dem Willen unterworfen ist, und die Magensaftsekretion, um nur einige Beispiele zu nennen. Eine Prostaglandinerhöhung kann mit Übelkeit, Durchfällen, kolikartigen Schmerzen und Kopfschmerzen einhergehen. Progesteron ist ein Prostaglandinhemmer. Deshalb entfaltet das Prostaglandin seine oftmals schmerzhafte Wirkung beson-

Bei starken Unterleibsschmerzen können Prostaglandine eine Rolle spielen

Das prämenstruelle Syndrom

ders in der zweiten Zyklushälfte, wenn es an Progesteron mangelt.

Stimmungstief

Während der zweiten Zyklushälfte haben manche Frauen eine verringerte Reaktion auf den Neurotransmitter Serotonin. Dieses gilt als Stimmungsaufheller, so dass eine geringere Ansprechbarkeit auf diesen Botenstoff zu einer psychischen Befindlichkeitsstörung führen kann.

Hormonausgleich

Keine Frau muss die monatlichen Beschwerden in den Tagen vor den Tagen als schicksalhaft hinnehmen. Allerdings gibt es nicht »die Therapie« gegen PMS, sondern viele Therapiemöglichkeiten. Mehr und mehr werden auch Behandlungen aus dem Bereich der Alternativmedizin angeboten. So hilft zum Beispiel Mönchspfeffer, in Tropfen- oder Kapselform, wegen seiner hormonregulierenden Wirkung. Manche Frauen sprechen gut auf eine Behandlung an, die den Hormonabfall nach dem Eisprung etwas dämpft. Eine solche Therapie dürfen natürlich nur Fachärzte durchführen. Jeder Eingriff in den Hormonhaushalt muss wohl überlegt sein. Oft ist die »Pille« das Mittel der Wahl: Ovulationshemmer stellen einen gleichmäßigen Hormonspiegel her; die »Ups and Downs« des natürlichen Zyklus gibt es in diesem Fall nicht.

Zyklusstabilisierung

Bei unregelmäßigen Zyklen kann der Gynäkologe/die Gynäkologin ein Präparat verordnen, das den Zyklus harmonisiert und stabilisiert. Zuvor müssen jedoch die relevanten Hormonspiegel zu verschiedenen Zeitpunkten des Zyklus bestimmt werden.

Bewegung und Stressabbau

Jede gemäßigte körperliche Bewegung im Sinne eines Ausdauertrainings entspannt und stimuliert die Ausschüttung körpereigener »Glücksstoffe«.

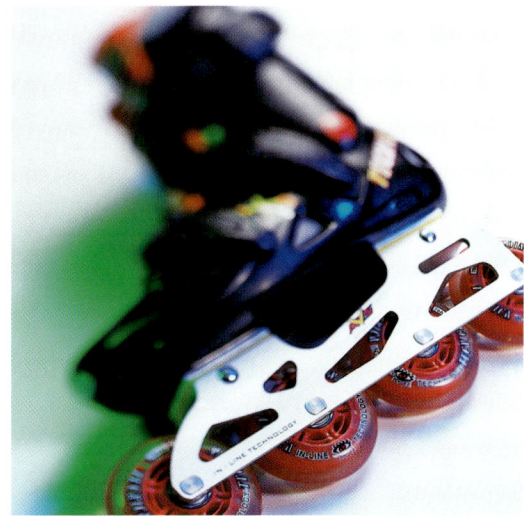

Inline-Skaten gehört zu den »hormongesunden« Bewegungsarten.

Für Frauen mit PMS kann es unter Umständen hilfreich sein, sich einer Selbsthilfegruppe anzuschließen

Gut geeignet sind Jogging, Walking, Radfahren, Schwimmen, flottes Spazierengehen oder Inline-Skaten.
Auch alle seriösen Methoden der Stressbewältigung wie Autogenes Training, Yoga oder Meditation (siehe Seite 112 ff.) helfen, die alltäglichen Belastungen zu bewältigen und mit Reizbarkeit und Nervosität besser fertig zu werden. Vereinzelt können PMS-Symptome auch darauf zurückzuführen sein, dass die betroffenen Frauen unbewusste Probleme mit ihrer Weiblichkeit haben. In solchen Fällen können unter Umständen psychotherapeutische Gespräche helfen.

Ernährung

Wenn Sie Übergewicht haben, sollten Sie unbedingt versuchen abzunehmen. Es hat sich gezeigt, dass übergewichtige Frauen häufiger unter einem PMS zu leiden haben. Denn das Fettgewebe hat Einfluss auf den Zyklus. Generell sollten Sie auf tierische Fette weitgehend verzichten, da aus bestimmten Bestandteilen so genannte Arachidonsäuren synthetisiert werden, und diese sind wesentliche Bausteine körpereigener Schmerzvermittler – der Prostaglandine.
Ungesättigte Fettsäuren dagegen können vermutlich depressive Verstimmungen lindern. Sparen Sie außerdem an Salz, um die Wassereinlagerungen nicht zu fördern. Verzichten Sie so weit wie möglich auf Kaffee und Alkohol, und nehmen Sie mageres Eiweiß, reichlich vollwertiges Getreide und andere Ballaststoffe zu sich.

Metabolisches Syndrom

Wörtlich übersetzt bedeutet dieser Begriff »Stoffwechsel-Symptomenkomplex«. Das Krankheitsbild, das auch unter dem Namen »Syndrom X« bekannt ist, umfasst in der Tat eine Menge unterschiedlicher Stoffwechselstörungen beziehungsweise Symptome. Zentrales Merkmal ist aber eine Insulinresistenz, das heißt eine Nicht-Reaktion der Zellen auf die Botschaften des Hormons Insulin. Auch Bluthochdruck und Übergewicht sind wesentliche Merkmale. Hinzu kommt noch eine Reihe weiterer Stoffwechselprobleme. Dies alles begünstigt natürlich wiederum weitere Krankheiten, insbesondere Herz-Kreislauf-Erkrankungen. Zwei Drittel aller Diabetiker sterben vorzeitig an einer dieser Folgeerkrankungen. Das metabolische Syndrom nimmt

PRAXIS
Metabolisches Syndrom
63

Fastfood und Schreibtischjobs bescheren uns heute neue Gesundheitsprobleme

weltweit – besonders in den Industrienationen – wegen der veränderten Lebens- und Ernährungssituation drastisch zu. Die damit verbundenen Gesundheitsrisiken sind wesentlich einschneidender als die gefürchteten Krebserkrankungen! Im Gegensatz zu vielen Krebserkrankungen hat man hier allerdings die eigene Gesundheit durch bewusste Lebensweise selbst in der Hand: Gewichtabnahme und ausreichend Bewegung können in jedem Fall vorbeugend wirken.

Wichtige Merkmale

Patienten mit einem metabolischen Syndrom können an einer Vielzahl von Symptomen leiden. Zu den wichtigsten zählen:
- Hyperinsulinämie/Insulinresistenz (zu viel Insulin im Blut/keine Reaktion der Zellen auf Insulin) und als Folge Diabetes mellitus Typ 2
- Hypertonie (Bluthochdruck)
- Arteriosklerose (Ablagerungen an den Gefäßinnenwänden)
- Hyperurikämie (erhöhte Harnsäurekonzentration im Blut)
- Hyperkoagulabilität (erhöhte Neigung zur Blutgerinnung)
- Dyslipidämie (zu hohe Triglyzeridwerte, zu niedrige Werte an HDL-Cholesterin)
- Abdominale Adipositas (»Stammfettsucht«, das heißt

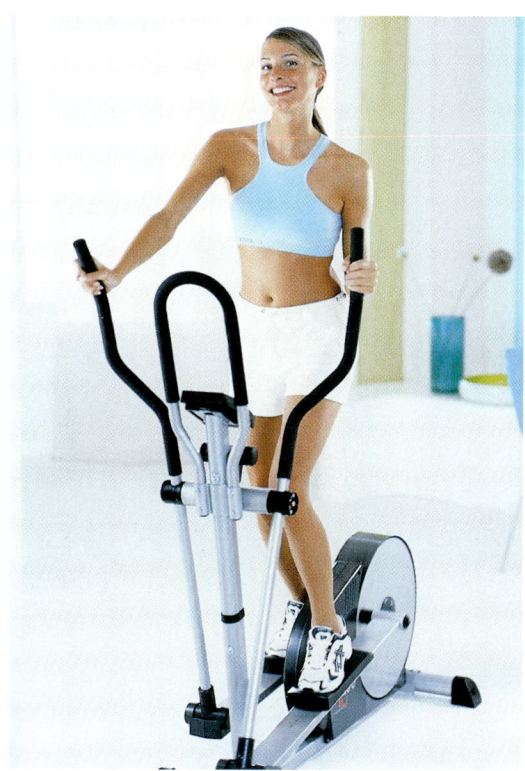

Übergewicht mit Fettablagerungen vor allem am Bauch).

Diabetes mellitus

Der Typ-2-Diabetes unterscheidet sich ganz wesentlich vom allgemein als »Diabetes« bekannten Typ-1-Diabetes. Beim letztgenannten Krankheitsbild nimmt die Insulinproduktion immer mehr ab, schließlich kann es dazu kommen, dass alle Insulin produzierenden Zellen zerstört sind – es wird überhaupt kein Insulin mehr

Gegen das metabolische Syndrom hilft vor allem eins: sportlich abzunehmen.

PRAXIS

Hormonelle Beeinflussungen und Störungen

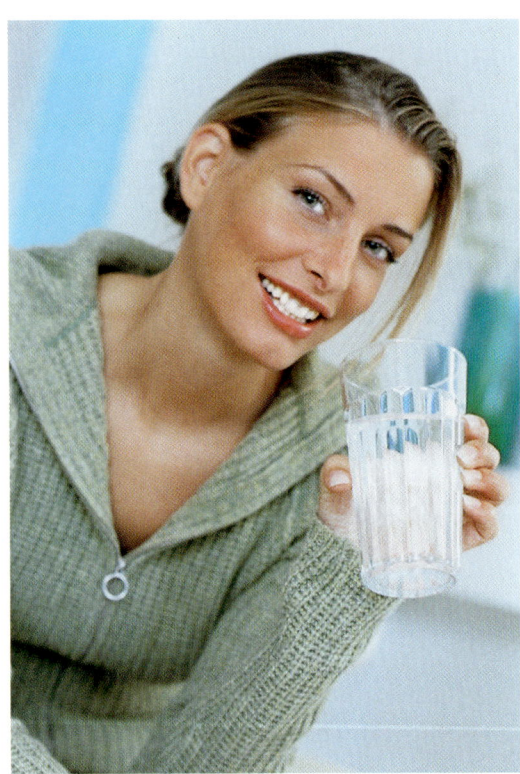

Ständiger großer Durst kann auf Diabetes hindeuten.

Es scheint an dem erst seit kurzem bekannten Hormon Resistin zu liegen, dass die Zellen nicht mehr auf den gewohnten Botenstoff reagieren. Resistin hat etwas mit dem Insulin gemeinsam: Es fördert den Einbau und die Speicherung von Fett in die Fettzellen. Man kann also sagen: Am erwähnten Übergewicht sind die Betroffenen vermutlich nicht alleine beteiligt.

Schleichende Erkrankung

Diabetes Typ 2 entwickelt sich langsam und schleichend und wird deshalb oft nicht rechtzeitig wahrgenommen. Die Frühwarnsymptome – häufigeres Wasserlassen, vermehrter Durst – sind leider nicht so deutlich wie beim Typ-1-Diabetes. Das heißt, man kann sich immer noch recht gesund fühlen, während man eigentlich schon längst krank ist. Kommen Symptome wie Müdigkeit, Sehschwierigkeiten und Gewichtsveränderungen hinzu, werden diese oft als Alterserscheinungen missdeutet. Erst wenn sich die Insulin produzierenden Zellen gewissermaßen zu Tode geschuftet haben oder zumindest stark erschöpft sind, kommt ans Licht, was im Stoffwechsel los ist. Dann aber reicht das Insulin nicht mehr aus, um dem nach oben schnellenden Blutzuckerspiegel nach einer Mahlzeit Herr zu werden.

mellitus bedeutet »honigsüß«

gebildet. Liegt ein Typ-2-Diabetes vor, ist zu viel Insulin im Blutkreislauf unterwegs. Weil die Zellen nicht mehr auf die Botschaft »hören«, die ihnen übermittelt werden soll, produziert die Bauchspeicheldrüse mit der Zeit immer mehr Insulin. Vergebens. Die Zellen werden resistent.

Hormonelle Ursache

Erst vor kurzem ist man einer hormonellen Ursache für diese Erkrankung auf die Spur gekommen.

Erbliche Veranlagung

Bei beiden Diabetesformen ist der Blutzuckerspiegel chronisch erhöht, und bei beiden spielt die erbliche Veranlagung eine Rolle – besonders aber beim Typ-2-Diabetes: Hier liegt die Wahrscheinlichkeit zu erkranken bei 40 %, wenn ein Elternteil betroffen ist, und bei 60 %, wenn beide Eltern an dieser Form der Stoffwechselstörung leiden.

Neben der ererbten Veranlagung spielen beim Typ-2-Diabetes aber noch andere Faktoren eine Rolle, vor allem Übergewicht, Bewegungsmangel und Bluthochdruck. Vorbeugend ist daher Gewichtsreduzierung und ausreichend Bewegung angeraten.

Folgen der Hyperinsulinämie

Nun treten auch spürbare Folgen auf: Die Glukosetoleranz ist gestört, das Gewicht steigt an, der Blutdruck erhöht sich, die Blutfettwerte steigen an. Nicht nur zu viel Fett im Blut begünstigt die Entstehung von Arteriosklerose, sondern auch ein Zuviel an Zucker. Die Blutgefäße verändern sich, es kommt zu Ablagerungen an den Innenwänden. Bekanntlich sind es die dadurch bedingten Gefäßverengungen, die die Hauptursache für Herzinfarkt, Schlaganfall und arterielle Durchblutungsstörungen darstellen.

Den Blutzucker senken

In Deutschland gibt es derzeit knapp 4 Millionen Typ-2-Diabetiker, rund 800.000 von ihnen benötigen Insulin.

Zur Verfügung stehen das »Normalinsulin«, dessen blutzuckersenkende Wirkung sehr schnell eintritt, und das »Retardinsulin«, das erst etwa zwei Stunden nach der Injektion zu wirken beginnt. Auch Mischformen aus beiden Insulinsorten sind erhältlich. Ab wann und welches Insulin gespritzt werden muss, entscheidet der behandelnde Arzt.

Für alle Diabetiker – ob insulinpflichtig oder nicht – ist es jedoch gleichermaßen wichtig, dass sie Übergewicht vermeiden bzw. reduzieren. Denn bei einem geringeren Gewicht benötigt der Körper weniger Insulin. Wer nicht nur durch »FdH« abnehmen will, sondern den gesünderen Weg mit sportlichen Aktivitäten einschlägt, der kann auf einen weiteren positiven Effekt zählen: Regelmäßige körperliche Bewegung entlastet den Stoffwechsel!

Diabetiker müssen mehrmals täglich ihren Blutzuckerspiegel testen

Die wichtigsten Hormone auf einen Blick*

Hormon	Hier wird es produziert	So wirkt es
Adrenalin/ Noradrenalin	Nebennierenmark	Stresshormon: mobilisiert den Organismus in »Gefahrensituationen«
Aldosteron	Nebennierenrinde	Steuert den Wasserhaushalt
Adrenocorticotropes Hormon (ACTH)	Hypophyse	Steuert über die Nebennierenrinde die Produktion und Ausschüttung von Cortison
Cortisol	Nebennierenrinde	Stellt in bedrohlichen Situationen lebensrettende Energien bereit; unterdrückt Entzündungsvorgänge im Körper sowie teilweise Aktivitäten des Immunsystems
Dehydroepiandrosteron (DHEA)	Nebennierenrinde	Vorstufe zahlreicher Hormone und Gegenspieler des Stresshormons Cortisol: Energiesparer, fördert Wachheit und Vitalität, stimuliert den Aufbau von Haut, Muskeln und Knochen, schützt das Herz, unterstützt den Fettabbau, vermindert die gefährlichen freien Radikale, erhöht die Stresstoleranz
Follikelstimulierendes Hormon (FSH)	Hypophyse	Stimuliert die Reifung der Eibläschen im Eierstock und der Samenzellen im Hoden
Insulin/Glukagon	Bauchspeicheldrüse	Regulieren den Blutzucker
Luteinisierendes Hormon (LH)	Hypophyse	Sorgt für den monatlichen Eisprung, aktiviert die Hormonproduktion in den Hoden
Melatonin	Zirbeldrüse	Macht müde und fördert den Schlaf
Östrogene (als wichtigstes Estradiol)	Eierstöcke und Fettgewebe	Sorgen für die weibliche Sexualentwicklung in der Pubertät und für die Fortpflanzungsfunktionen; schützen vor Herz-Kreislauf-Erkrankungen und sorgen für feste Knochen; beeinflussen Figur, Haut und Haare

*Hier sind die wichtigsten bisher genannten Hormone und ihre Haupteigenschaften noch einmal kurz zusammengefasst.

Die wichtigsten Hormone auf einen Blick

Hormon	Hier wird es produziert	So wirkt es
Oxytocin	Hypothalamus	Macht Lust auf Sex und beeinflusst entscheidend die Intensität eines Orgasmus; sorgt für die Wehen bei der Geburt
Parathormon	Nebenschilddrüse	Reguliert den Kalziumhaushalt und stabilisiert so Zähne und Knochen
Progesteron (Gestagene)	Gelbkörper in den Eierstöcken	Schafft die Voraussetzungen dafür, dass sich das befruchtete Ei in der Gebärmutter einnisten kann; wirkt schwangerschaftserhaltend. Fördert die Wasserausscheidung und die Produktion schmerzstillender Stoffe im Gehirn
Prolaktin	Hypophyse	Regt das Wachstum und die Entwicklung der Brustdrüsen in der Pubertät an; bereitet während der Schwangerschaft die Brustdrüsen auf die Milchproduktion vor
Testosteron (wichtigstes Androgen)	Hoden und Nebennieren	Macht Männern und Frauen Lust auf Sex; beeinflusst die männliche Figur (Knochenbau, Muskulatur)
Thyreotropes Hormon (TSH)	Hypophyse	Stimuliert die Schilddrüse zur Hormonproduktion
Thyroxin (T4)/ Trijodthyronin (T3)	Schilddrüse	Regen den Stoffwechsel an und beeinflussen so den Energiehaushalt und die Körpertemperatur
Vasopressin (ADH)	Hypothalamus	Reguliert den Wasserhaushalt; hat Einfluss auf die Gedächtnisleistung
Wachstumshormon (Somatotropin/ STH)	Hypophyse	Aktiviert das Wachstum von Knochen, Muskeln und Gewebe; regt den Stoffwechsel an und fördert den Abbau von Fettdepots

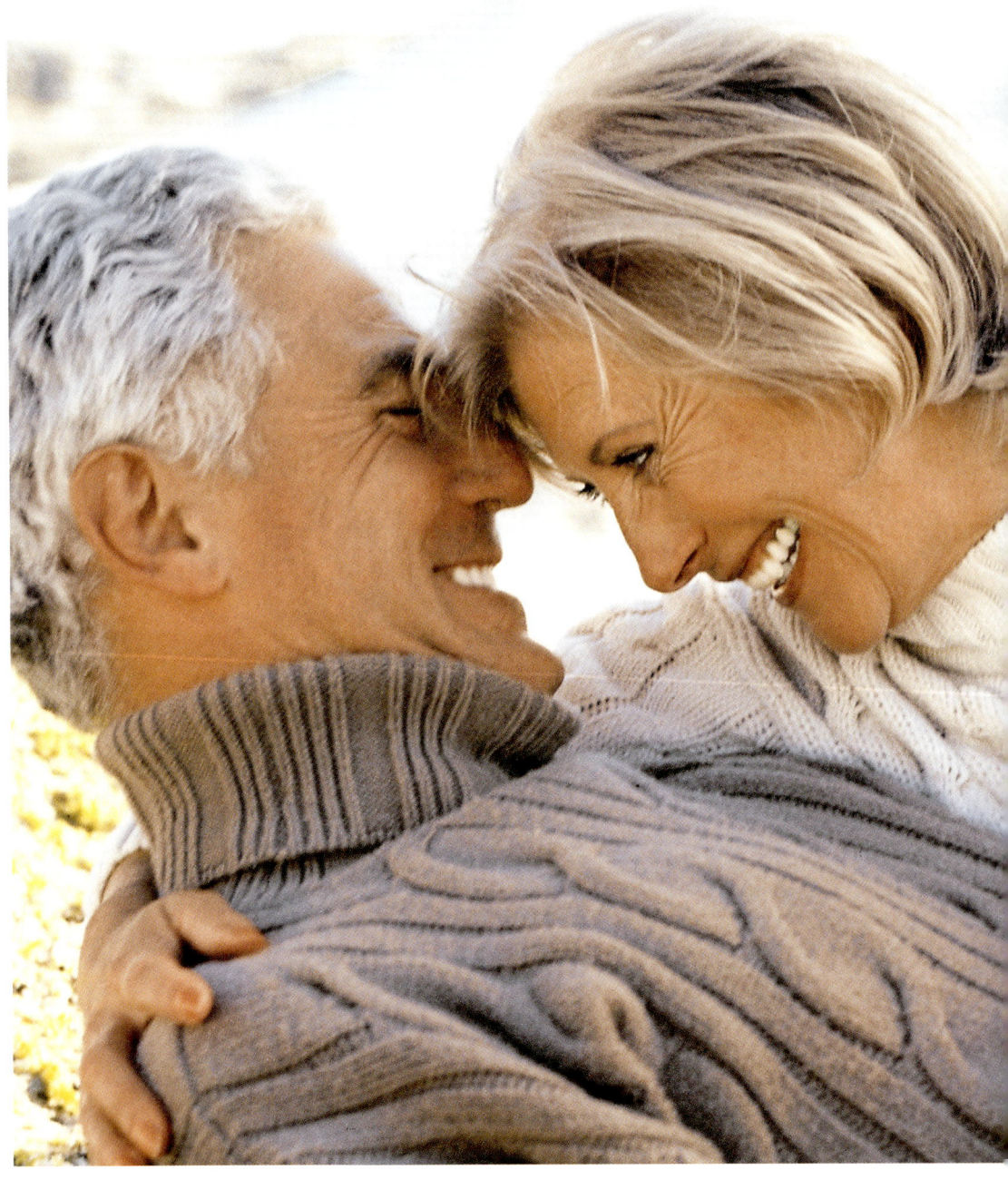

Länger jung bleiben

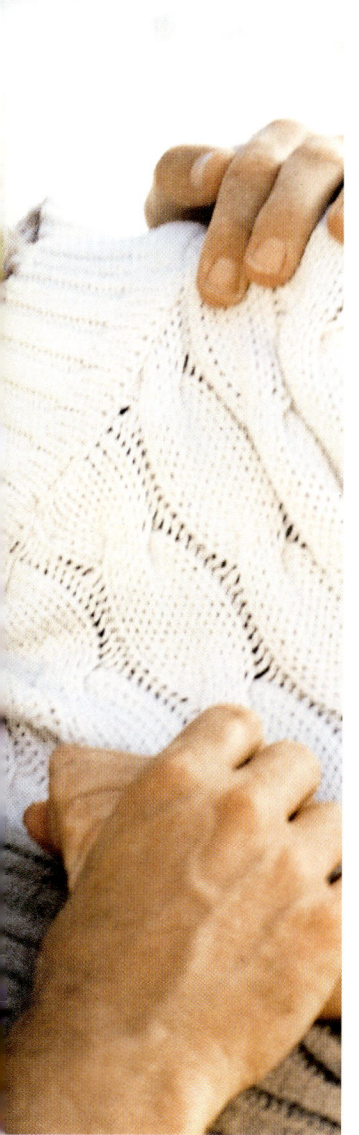

Der Zusammenhang zwischen nachlassender Hormonproduktion und fortschreitendem Alterungsprozess ist ein komplexes Geschehen. Nicht nur die Geschlechtshormone, sondern noch etliche andere Hormone spielen dabei eine Rolle – und können eine Vielzahl von Problemen und Beschwerden verursachen.
Die ausgewogenen Behandlungsmaßnahmen der Anti-Aging-Medizin und Ihr eigenes Zutun machen es heute jedoch möglich, ohne größere altersbedingte Beschwerden und mit jugendlicher Fitness die reiferen Jahre zu genießen!

Anti-Aging-Strategien

Je älter die Menschen, desto unterschiedlicher ihre Verfassung. Dies zeichnet sich bereits im mittleren Lebensalter ab. Es gibt 40-Jährige, die schon über alle möglichen Beschwerden klagen, keine Lust auf Bewegung und Aktivitäten haben und älter aussehen, als sie eigentlich sind. Andere fühlen sich im gleichen Alter noch gesund und fit, sind voller Elan, sehen jugendlich aus und verschwenden keinen Gedanken ans Älterwerden. Warum ist das so verschieden?

Wie wir altern

Altern wird zu einem wesentlichen Teil durch biochemische Prozesse bestimmt, die wiederum durch die jeweilige genetische Ausstattung und die individuelle hormonelle Situation beschleunigt oder verlangsamt werden. Als »Zünglein an der Alterswaage« kommt dann noch der persönliche Lebensstil hinzu.

Eine allgemein gültige Theorie des Alterns gibt es bisher nicht

Wir alle besitzen körpereigene Schutz- und Abwehrmechanismen, die unseren Organismus gegen Schadstoffe aus der Umwelt und aus körpereigenen biochemischen Prozessen abschirmen. Dieses Schutzsystem macht nicht nur Krankheitserreger oder Giftstoffe unschädlich, es führt an den Zellen auch Reparaturen durch, entsorgt Irreparables und erneuert Körperzellen. Auf diese Weise kann es zum Beispiel häufig verhindern, dass Schäden, die sich ins Erbgut einschleichen, bei jeder Zellteilung weitergereicht werden.

Von daher könnte man meinen, der Körper müsse doch geschützt sein vor Krankheit und fortschreitenden Abbauprozessen. Ganz so ist es leider nicht, denn im Alterungsprozess hat auch die Evolution ein Wörtchen mitzureden. Sozusagen als evolutionsbiologisches Prinzip werden die Körperfunktionen und -prozesse »bevorzugt behandelt«, die das Überleben bis zur Geschlechtsreife und einige Zeit darüber hinaus sichern. Auf diese Weise sorgt die Natur für den Fortbestand aller Lebewesen. Danach, wenn die Fortpflanzungsfähigkeit zu Ende geht, sind – nach dem Evolutionsprinzip – die reparierenden und altersbremsenden Mechanismen nicht mehr so wichtig.

Hormonabfall

Mit dem Alter lassen die hormonellen Schutzfunktionen nach

Hormone spielen bei allen wichtigen Lebensfunktionen eine entscheidende Rolle. Solange das Zusammenspiel perfekt funktioniert, merken wir davon jedoch nichts. Wir registrieren das hormonelle Geschehen in der Regel erst dann, wenn die Hormone einmal nicht so gleichmäßig arbeiten. Das beginnt in der Pubertät, wenn die Hormone »erwachen«, setzt sich im hormonellen Auf und Ab beim monatlichen Zyklus der Frau fort und betrifft natürlich ebenso das Thema Empfängnisverhütung. Die Männer ihrerseits denken oft erst dann an die Hormone, wenn ihr »bestes Stück« einmal nicht so will wie sie. Aber spätestens, wenn die Hormone sich zu verabschieden beginnen, fällt uns allen auf, wie wichtig sie sind.

Eine besondere Rolle im Alterungsprozess spielen natürlich die Sexualhormone Östrogen, Testosteron, Progesteron, Pregnenolon und das Vorstufenhormon DHEA, aber auch das Wachstumshormon, das Schlafhormon Melatonin und die Schilddrüsenhormone. In welchem Ausmaß sie Jugendlichkeit und Fitness bestimmen, merken wir erst, wenn sie weniger werden. Wenn das Bindegewebe erschlafft, das

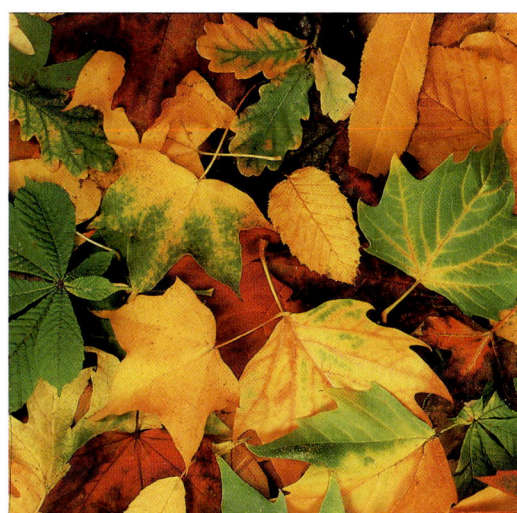

Feuchtigkeitsvolumen der Haut nachlässt, die Haare dünner und die Knochen mürbe werden, wenn der Schlaf keine Erholung mehr schenkt, wenn trotz Maßhalten die Fettpölsterchen zunehmen und wenn man »irgendwie« vergessen hat, was sexuelle Lust ist – dann fehlen Hormone!

Wenn der »Herbst des Lebens« einsetzt, sinken viele Hormone ab.

Mangelnder Antrieb

Mit den Jahren lassen Motivation und Interesse häufig nach. Man bekommt das Gefühl, es sei alles schon einmal da gewesen und es lohne sich kaum mehr, sich für etwas einzusetzen. Doch die Welt ist nicht anders geworden, man sieht sie nur mit anderen Augen – und mit einer schwindenden Hormonausstattung. Hormon-

Anti-Aging-Strategien

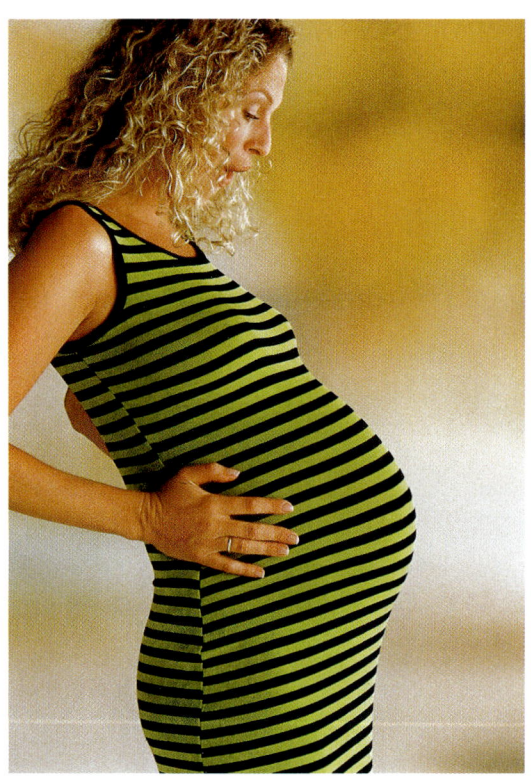

Schon mit 40 beginnt bei Frauen das Progesteron abzusinken mangel hat tatsächlich mehr Einfluss auf das Lebensgefühl, als man denkt.

Solange die Hormonrädchen in jugendlicher Frische ineinander greifen und sich munter und reibungslos drehen, ahnt man nicht, wie anders es sich anfühlt, wenn einmal »Sand ins Getriebe« kommt. Denn wie gesagt, die Hormone stehen über ein weit verzweigtes Kommunikationsnetz miteinander in Verbindung. Wenn auch nur eines nicht mehr wie gewohnt mithalten kann, stimmt das Gleichgewicht nicht mehr – erst recht aber, wenn gleich mehrere Hormone nicht mehr richtig »mitspielen«. So gesehen ist es eigentlich erstaunlich, wie gut der Körper auch im Alter, nach dem Schwund der Hormone, noch funktioniert.

Abnehmende Fruchtbarkeit

Frauen über 30 haben ihren Fruchtbarkeitsgipfel bereits überschritten. Wenn sie sich dann noch ein Kind wünschen, müssen sie unter Umständen eine ganze Weile »probieren«, bis sie schwanger sind. Der Hintergrund: Es findet nicht mehr in jedem Zyklus ein Eisprung statt, weil die Abstände, in denen die Follikel in den Eierstöcken heranreifen, mit der Zeit immer größer werden. Von Wechseljahren ist natürlich noch lange nicht die Rede. Selbst Frauen von Mitte oder sogar Ende 40 können noch Mutter werden, auch wenn das eher die Ausnahme ist. Aber die Fruchtbarkeit der Frau bleibt nicht – wie die des Mannes – bis ins Alter erhalten, sondern nimmt ab der Lebensmitte kontinuierlich ab. Die Natur hat das mit Bedacht so eingerichtet, denn ein Kind zu gebären und großzuziehen, kostet enorme Kräfte und Energie, die mit den Jahren immer weniger zur Verfügung stehen.

Junge Frauen haben eine zehn- bis 30-prozentige Chance, schwanger zu werden.

Potenzstörungen

Man(n) redet zwar nicht gern darüber, aber vermutlich hat jeder zweite Mann zwischen 40 und 70 Potenzstörungen, das heißt, er hat im rechten Moment keine oder eine nur mäßige Erektion, die unter Umständen noch nicht einmal stabil ist. Die Ursache ist häufig ein zunehmender, altersbedingter Mangel an Testosteron. Meistens liegen jedoch Krankheiten wie Arteriosklerose oder Nieren- und Leberstörungen zu Grunde. Und auch die Psyche kann eine entscheidende Rolle spielen.

Veränderte Erscheinung

Selbst Menschen, die ihr Leben lang gertenschlank waren, setzen in späteren Jahren häufig ein wenig an, auch wenn sie kaum über die »Genussstränge« schlagen. Diese Veränderung der Körperzusammensetzung und damit der Körperformen geht ebenfalls auf das Konto nachlassender Hormonproduktion, insbesondere von Wachstumshormon, Geschlechts- und Schilddrüsenhormonen. Nicht minder betroffen ist die Elastizität des Gangs. Eine 60-Jährige hat einen deutlich anderen Gang als eine 20-Jährige, auch wenn sie sich durch Sport fit gehalten hat. Verantwortlich dafür ist der Abbau der kollagenen Fasern in Haut und Bindegewebe, Sehnen und Bändern. Hinzu kommen erste leichte Beschwerden in den Gelenken aufgrund von Fehlbelastungen und Abnutzung.

Wasserverarmung

An kaum eine andere Zeit denken manche Frauen so gern zurück wie an ihre Schwangerschaft, in der sie so blühend aussahen wie sonst nie im Leben. Dieses Aussehen ist ein Geschenk des Östrogens, das

Testen Sie Ihre Haut

Wenn Östrogen und Wachstumshormon mit zunehmendem Alter zurückgehen, schwinden auch kollagene Fasern, und die Haut verliert an Elastizität. Ein einfacher Test zeigt Ihnen, wie es um Ihre Haut bestellt ist: Zupfen Sie mit Daumen und Zeigefinger etwas Haut Ihres Handrückens nach oben, und lassen Sie sie wieder los. Bei einer »jungen Haut« ist augenblicklich alles wieder glatt. Je älter Sie werden (und je weniger Sie trinken!), desto länger dauert es, bis von dieser Manipulation nichts mehr zu sehen ist.

während der Schwangerschaft in besonders hohem Maß im Körper unterwegs ist und die Haut prall und fest macht. Östrogen vermindert die Wasserausscheidung, und dies bedeutet, dass mit dem Abfall des Östrogenspiegels während der Wechseljahre der Körper allmählich an Wasser verliert. Das zeigt sich leider besonders deutlich an der zunehmenden Faltenbildung und an der Trockenheit von Haut und Schleimhäuten.

Langsamer Stoffwechsel

Zu viele Pfunde? An eine mögliche Unterfunktion der Schilddrüse denken!

Wenn man älter wird, geht alles nicht mehr so schnell – auch der Stoffwechsel legt häufig einen niedrigeren Gang ein. Daran kann eine Schilddrüsenunterfunktion schuld sein. Schilddrüsenhormone aktivieren den Kohlenhydratstoffwechsel, mobilisieren die Fettreserven, wirken förderlich auf den Kollagenstoffwechsel und steigern das Schlagvolumen des Herzens. Eine schleichende Schilddrüsenschwäche in vorgerückteren Jahren ist keine Seltenheit. Aber auch die schwindende Konzentration an Geschlechts- und Wachstumshormonen hat einen verlangsamenden Einfluss auf den Stoffwechsel. Die Folge: Der Körper neigt zu Übergewicht, die Haut wird schlaffer, der Alterungsprozess geht insgesamt schneller voran.

Brüchige Knochen

Mit nachlassender Hormonproduktion ändert sich auch der Knochenstoffwechsel: Es wird weniger Kalzium in die Knochen eingebaut und weniger Kollagen gebildet, und das tut der Knochenfestigkeit und -elastizität gar nicht gut! Je weiter die Knochenentkalkung (Osteoporose) fortschreitet, desto

---

Testen Sie Ihre Muskeln und Balance

Das steigende Risiko von Knochenfrakturen im Alter liegt nicht nur an der zunehmenden Brüchigkeit der Knochen (Osteoporose). Alte Menschen fallen auch öfter, weil ihre Muskeln schwächer werden und der Gleichgewichtssinn nachlässt.
Probieren Sie folgenden Test aus: Setzen Sie sich auf einen Stuhl, und stehen Sie mit nur einem Bein auf! Wenn Sie dies schaffen, sind Ihre Muskeln noch recht kraftvoll. Versuchen Sie jetzt mit geschlossenen Augen auf einem Bein zu stehen: Das kann man nur mit gutem Gleichgewichtssinn!

Die Wechseljahre der Frau

größer ist die Gefahr, dass ein Knochen durch eine »harmlose« Belastung bricht.

Verminderte Regenerationsfähigkeit

Junge Menschen sind oft die reinsten Stehaufmännchen: Gestern noch mit einer schweren Grippe im Bett, sind sie heute schon wieder frisch und munter, als sei nichts gewesen. Bei Älteren kann es dagegen Tage, ja sogar Wochen dauern, bis man sich nach einem durchstandenen Infekt wieder richtig wohl fühlt. Das hängt mit dem nachlassenden Immunsystem zusammen. Auch nach einer anstrengenden Reise, einer sportlichen Herausforderung oder gesellschaftlichen Ereignissen benötigen ältere Menschen mehr Zeit als jüngere, um sich zu erholen.

Ortswechsel und Zeitverschiebung auf langen Reisen machen älteren Menschen mehr zu schaffen.

Schlafstörungen

Die Behauptung, dass ältere Menschen weniger Schlaf brauchen, hört man oft. »Senile Bettflucht«, witzeln manche sogar, aber für die Betroffenen ist das gar nicht lustig: Sie sind müde, würden liebend gerne richtig ausschlafen, um sich endlich wieder fit und leistungsfähig zu fühlen, und finden trotzdem keinen erholsamen Schlaf. Ursache ist häufig ein Mangel an Östrogenen und Progesteron, die normalerweise für gutes Durchschlafen sorgen. Und die nachlassende Melatoninproduktion nimmt ihnen die wohlige Schlaftiefe.

Gestörter Schlaf mit Hitzewallungen

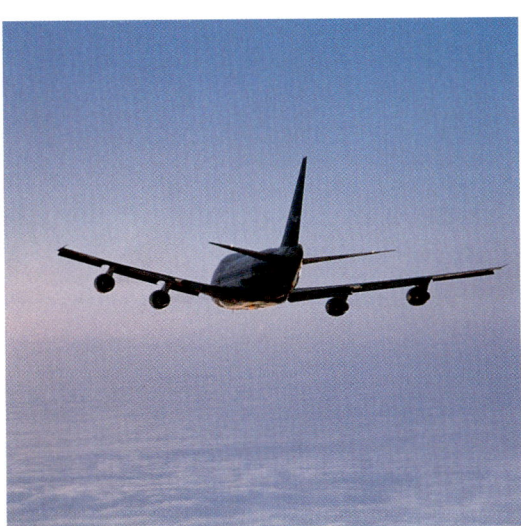

Die Wechseljahre der Frau

Frauen haben es meist besser als Männer, was ihren Gesundheitszustand bis zur Lebensmitte angeht, denn sie stehen unter dem besonderen Schutz des Östrogens. Sie leiden deutlich seltener unter Herz-Kreislauf-Erkrankungen und sterben auch weit seltener an Herzinfarkt als Männer. Aber eben nur bis zur Lebensmitte. Danach beginnen viele unter dem rapiden Hormonverlust zu leiden und tragen nun fast dieselben Krankheitsrisiken für Herz-Kreislauf-Erkrankungen wie Männer.

Stufenweise ins Klimakterium

Das Klimakterium erstreckt sich von der Prämenopause bis über das 60. Lebensjahr hinaus

»Wechsel*jahre*« lautet der deutsche Begriff für »Klimakterium« ganz richtig, denn der Wechsel vollzieht sich tatsächlich über Jahre. Höchst selten bleiben die Monatsblutungen von einem auf den anderen Zyklus aus. Einige Frauen erleben zunächst sogar heftigere Blutungen, kürzere Zyklen und mehr Beschwerden.

Prämenopause

Schon mit Anfang 40 können sich derartige Veränderungen bemerkbar machen. Als Erstes beginnt das Progesteron, das Gelbkörperhormon, weniger zu werden, die Zyklen verkürzen sich, und manche Frauen leiden nun verstärkt unter dem prämenstruellen Syndrom. Generell nehmen die Beschwerden vor der Regelblutung bei vielen zu: Die Brüste spannen und schmerzen mehr, die Beine sind geschwollen. Ein Anzeichen der Prämenopause kann auch sein, dass sich das Gewicht nicht mehr so leicht im Zaum halten lässt. Stimmungsschwankungen und das Gefühl, den täglichen Anforderungen nicht mehr gewachsen zu sein, können den Alltag beschwerlicher machen.

Die Erschlaffung des Bindegewebes ist ein weiteres Zeichen für den zunehmenden Mangel an Sexualhormonen. Selbst Frauen, die regelmäßig Sport treiben, stellen fest, dass vor allem Oberschenkel, Bauch und Po nicht mehr so fest sind wie noch ein paar Jahre zuvor. Wer die genetische Veranlagung zu schwachen Beinvenen hat, bemerkt vielleicht jetzt eine Verstärkung von vorhandenen Krampfadern und Besenreiser.

Perimenopause

Die eigentlichen Wechseljahre beginnen zwischen dem 45. und 52. Lebensjahr. Perimenopause nennt man die Zeit vom Beginn unregelmäßiger Zyklen bis ein

> In der Prämenopause fühlen sich Frauen manchmal an ihre Pubertät erinnert, als sich alles erst einspielen musste. Zu Recht, nur geschieht das Ganze nun mit umgekehrten Vorzeichen: War es damals die vermehrte Hormonproduktion, die Beschwerden verursachte, ist es nun die versiegende.

PRAXIS
Die Wechseljahre der Frau

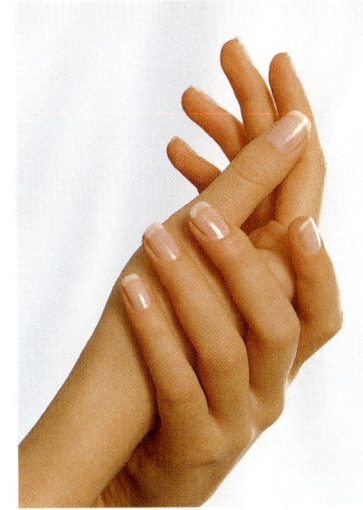

An der Haut machen sich die Wechseljahre am auffälligsten bemerkbar.

einer Frau immerhin noch bei 30 bis 50 Prozent des Niveaus, das vor den Wechseljahren bestand. Dieser Level reicht allerdings nicht mehr aus, um die vielfältigen Östrogenwirkungen in vollem Umfang zu erzielen. Nach der Menopause sinkt der Östrogenspiegel dann immer weiter ab, die Blutungen hören ganz auf.

Jahr nach der letzten Menstruation. Nun nimmt allmählich auch das Östrogen ab, die berühmten Hitzewallungen werden für viele zum Problem. Die Zyklen verlängern sich. Der Grund für alle bisher genannten Beschwerden ist der Abbau- und Alterungsprozess der Eierstöcke. Auch die Haut zeigt erste Ermüdungserscheinungen. Sie wird trockener, die Nägel brüchiger. Die Haare können dünner, glanzloser oder weniger werden, die Frisur will oft nicht mehr richtig sitzen.

Menopause

Die Menopause setzt ein, wenn keine Eizellen mehr heranreifen. Im ersten Jahr nach diesem Zeitpunkt liegt der Östrogenspiegel

Postmenopause

Nach der letzten Blutung dauert es noch einmal zwischen einem und drei Jahren, bis der Wechsel ganz vollzogen ist. Der Hormonmangel kann in dieser Phase, der Postmenopause, dem Körper weiterhin zusetzen. Weil Östrogen fehlt, trocknet die Haut immer mehr aus; sie erschlafft, wird fahl und bekommt Altersflecken. Die Haare gehen aus – beim Waschen und Bürsten fällt es besonders auf. Das Gewebe wird schlaff, weil Kollagen abgebaut wird und das Bindegewebe immer mehr an Straffheit verliert.
Unter Umständen neigt nun auch die Blase zu häufigeren Infekten. Manche Frauen können zudem das Wasser nicht mehr halten, wenn sie husten, niesen oder etwas Schweres heben. Auch ständiger Harndrang kann belastend sein. Diese Blasenprobleme werden interessanterweise nicht nur

In der Postmenopause ist eine Schwangerschaft nicht mehr möglich

PRAXIS

Anti-Aging-Strategien

> **TIPP!**
> Scheuen Sie sich nicht, mit Ihrem Arzt über Blasenbeschwerden zu sprechen. Und trainieren Sie täglich fünf Minuten Ihre Beckenbodenmuskulatur: Kneifen Sie den Po fest zusammen, und zählen Sie bis zehn. Lassen Sie dann wieder los, und wiederholen Sie die Übung einige Male!

durch das Fehlen von Östrogen und Progesteron, sondern auch von männlichen Hormonen verursacht. Das Androgendefizit lässt außerdem die Muskelkraft schwinden, der Fettansatz, vor allem um Bauch und Hüften, scheint unbesiegbar und auch das sexuelle Verlangen kann abnehmen.

Im Alter geht manchen Frauen der »gute Riecher« verloren.

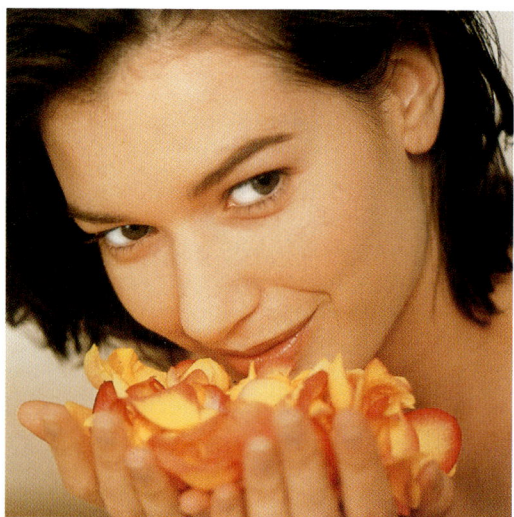

Häufig sind auch die Schleimhäute vom Austrocknen betroffen: Augentrockenheit mit Brennen und Jucken kann zum Problem werden; das Austrocknen der Nasenschleimhaut führt unter Umständen zu einer höheren Infektanfälligkeit. Viele Frauen stellen fest, dass sie Gerüche weniger intensiv wahrnehmen und dass ihr Geschmacksempfinden nachlässt. Wird die Magenschleimhaut trockener, können Verdauungsbeschwerden auftreten. Auch die Scheide bleibt oft nicht verschont, was manchen Frauen die Lust am Sex verleidet.

Osteoporose

Die bekannteste Auswirkung des Hormonmangels nach den Wechseljahren ist der Knochenschwund, die so genannte Osteoporose. Alte Frauen mit krummem Rücken, früher ein bekanntes Phänomen, sind heute jedoch nur noch vereinzelt, meist im eher ländlichen Bereich, anzutreffen. Während man früher annahm, dass sich diese Frauen »krumm gearbeitet haben«, weiß man heute: Der Verlust an Knochenmasse macht die Wirbel brüchig, die Wirbelsäule kann nicht mehr aufrecht bleiben. Aber nicht nur die Knochen, auch die Blutgefäße verlieren ihren Schutz, wenn Östrogen wegfällt. Von diesem Zeitpunkt

Andropause

an haben Frauen ein ebenso großes Risiko wie Männer, einen Herzinfarkt oder Schlaganfall zu erleiden.

Andropause

Selbst wenn es Männer auf den ersten Blick mit dem Altern leichter haben, ganz »ungeschoren« kommen auch sie nicht davon. In der so genannten Andropause, den Wechseljahren des Mannes, nimmt die Hormonproduktion der Hoden und Nebennieren langsam ab, und ab Mitte 40 können sich bei Männern dann Alterungsbeschwerden einstellen, die häufig an diejenigen der Frau erinnern: Die Arbeit fällt schwerer, Durchsetzungsvermögen, Schaffenskraft und Konzentration lassen langsam nach, sportliche Betätigung wird mühsamer, die Stimmung ist hin und wieder getrübt, es sammelt sich Speck vor allem am Bauch an, die Gesichtshaut wird schlaffer. Manche Männer werden, wenn sie die 50 überschritten haben, deutlich müder und können trotzdem nachts nicht mehr gut schlafen; hin und wieder werden sie sogar von Hitzewallungen heimgesucht.
Am schlimmsten aber empfinden es die Betroffenen, wenn ihre Potenz geringer wird, wenn die Erektionen nachlassen und die sexuelle Lust abnimmt. Das ist aber nicht zwangsläufig der Fall: Die einen erfreuen sich noch mit 70 eines intensiven Liebeslebens, andere leiden schon in mittleren Jahren unter Einschränkungen ihrer Leistungs- und Liebesfähigkeit.

Altersbedingte Osteoporose: bei Männern nur halb so häufig wie bei Frauen

> Die männlichen »Wechseljahre« sind anders zu verstehen als die der Frau: Nur ganz allmählich nimmt die Produktion der (Geschlechts-) Hormone ab, so dass manche Männer von diesem Hormonschwund noch nicht einmal etwas bemerken.

Fehlende Hormone

Wie gesagt, Männer machen in der Lebensmitte nicht so einen hormonellen »Absturz« mit wie Frauen. Vom 35. bis 40. Lebensjahr an geht ihre Testosteronproduktion jährlich nur um ein bis zwei Prozent zurück. Sie können sich also Schritt für Schritt an die schleichenden Veränderungen gewöhnen. Allerdings hat jeder fünfte Mann zwischen 60 und 80 einen Testosteronmangel.
Männern, die in die Jahre kommen, kann aber auch Östrogen und Progesteron fehlen. (Immerhin hat ein Mann von Mitte 30

Die männlichen Keimdrüsen produzieren auch im Greisenalter noch Sperma

Anti-Aging-Strategien

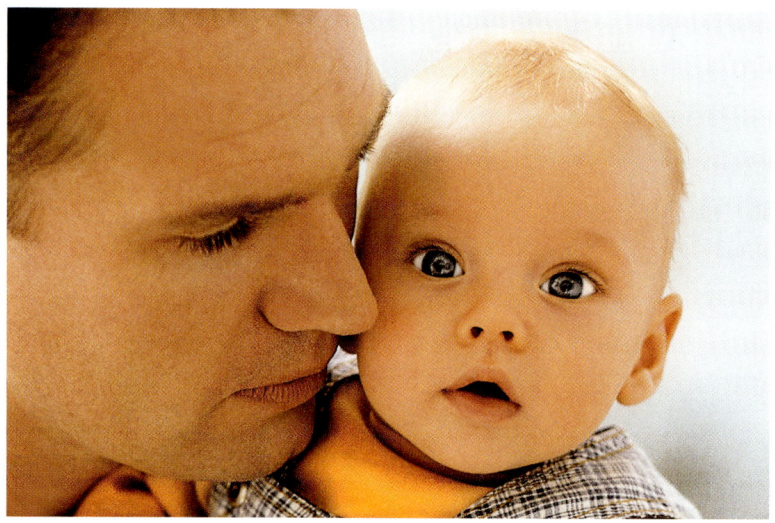

Männer können bis ins hohe Alter zeugungsfähig bleiben.

noch eine Östrogenproduktion, die etwa 30 Prozent der einer gleichaltrigen Frau entspricht – das ist eine beachtliche Menge.) Der steile Anstieg der Herzinfarkthäufigkeit bei Männern »in den besten Jahren« könnte zum Beispiel darauf zurückzuführen sein, dass auch sie ab einem bestimmten Zeitpunkt nicht mehr ausreichend vom Östrogen beschützt werden. Auch das absinkende DHEA kann dabei eine Rolle spielen.

Testosteron arbeitet im Dreiklang

Das männliche Sexualhormon Testosteron hat vielfältige Wirkungen. Es beeinflusst nicht nur Potenz und Lust, sondern auch die Bildung der roten Blutkörperchen, den Knochenstoffwechsel, den Aufbau von Eiweiß und Muskelmasse und die Fettverteilung. Darüber hinaus wirkt es auf Stimmung und intellektuelle Fähigkeiten. Kein Wunder, dass ein Mann sich nicht mehr wohl fühlt, wenn es ihm an Testosteron mangelt. Testosteron macht sich seine Sache nicht leicht. Es arbeitet – zusammen mit Dihydrotestosteron und Östrogen – gewissermaßen im Trio, um seinen Aufgaben gerecht zu werden.

Die Rolle der Androgene im Knochenstoffwechsel ist noch nicht restlos geklärt

Weniger Spermien

Etwa zehn Prozent des Testosterons werden durch das Enzym Reduktase zu Dihydrotestosteron (DHT) umgewandelt. Erst dies

PRAXIS
Andropause

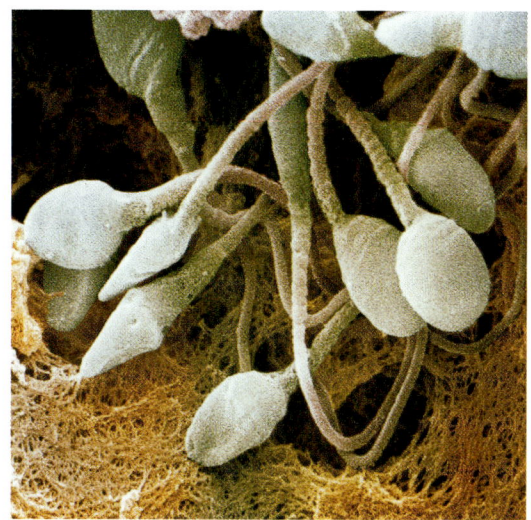

Weniger Lust

Aus Testosteron wird aber auch Östrogen gebildet. Zuständig dafür ist das Enzym Aromatase, das vorwiegend im Fettgewebe vorkommt. Ist dieses Enzym zu aktiv, wird zu viel Östrogen gebildet. Die Betroffenen bekommen deshalb zwar nicht gleich weibliche Formen, aber sie können zum Beispiel die Lust am Sex verlieren. Testosteron ist nun einmal – auch bei Frauen – das Lusthormon. Ein Östrogenmangel ist bei Männern hingegen eher selten.

Gebundenes und freies Testosteron

Betrachtet man die Testosteronmoleküle im Blut, so kommt man nicht umhin zu staunen:

Die Produktion von Spermien ist unter anderem abhängig vom Dihydrotestosteron. ist die Substanz, die in Prostata, an Haut und Haaren wirksam ist. Dihydrotestosteron hat eine zehnmal höhere Wirksamkeit als Testosteron. Im Gehirn allerdings hat es kaum einen Effekt – hier kommt Testosteron zum Zuge.

Nimmt Dihydrotestosteron ab, werden auch weniger Spermien produziert, denn DHT stimuliert das entsprechende Gewebe in der Samendrüse. Ansonsten kann der sehr potente Testosteron-Verwandte eine tückische Eigenschaft haben: Unter Umständen fördert er das Wachstum von Prostatakrebszellen. Seit man das weiß, hat man neue Möglichkeiten, diese Krebsart durch eine gezielte Therapie in den Griff zu bekommen.

> Da Aromatase im Fettgewebe und unter Alkoholeinfluss besonders aktiv wird, neigen übergewichtige Männer, die zudem gerne ein paar »Gläschen« trinken, dazu, eine weibliche Brust zu entwickeln und an Po und Hüften Speck anzusetzen. Eine Möglichkeit, den Testosteronspiegel auf natürlichem Wege wieder anzuheben, sind Bewegung und Gewichtsreduktion!

PRAXIS

Anti-Aging-Strategien

> **TIPP!**
> Durch extremen Leistungssport riskieren Sie eine unnötige Abnahme des Testosterons. Pflegen Sie daher lieber ausgewogene körperliche Aktivitäten, und lassen Sie auch die Liebe nicht links liegen. Sie tut dem Testosteron nur gut!

SHBG schränkt die freie Verfügbarkeit von Testosteron ein

Die »wilden, männlichen« Testosterone sind fast alle fest gebunden. Nur zwei Prozent des Testosterons befinden sich in Freiheit, 44 Prozent sind an das so genannte sexualhormonbindende Globulin (SHBG) gebunden und bewegen sich so durchs Blut, die restlichen 54 Prozent sind mit dem Eiweiß Albumin »unterwegs«. Erst kurz vor der Zielzelle – in winzigen Blutgefäßen – wird das Testosteron freigesetzt, damit es sich in seine Zelle begeben und seine Nachricht überbringen kann.
In den späteren Lebensjahren nimmt der Gehalt an SHBG zu. Das bedeutet, dass immer weniger von dem wirksamen freien Testosteron zur Verfügung steht. Gleichzeitig verändert sich der 24-Stunden-Rhythmus: Der Testosteronwert am frühen Morgen, der bei jüngeren Männern den Spitzenwert des Tages erreicht, schwächt sich ab, die morgendliche »Hormonspitze« verringert sich deutlich.

Prostataprobleme

Fast alle Männer haben sie irgendwann, fast keiner spricht darüber: die gutartige Prostatavergrößerung. Sie macht vor allem Beschwerden beim Wasserlassen. Weshalb es bei vielen älteren Männern zu einer Prostatavergrößerung kommt, ist nicht restlos geklärt. Offenbar stecken aber in entscheidendem Maß hormonelle Gründe dahinter. Spätestens ab 50 sollten Männer die Möglichkeiten der Früherkennungsuntersuchungen wahrnehmen. Durch die so genannte PSA-Kontrolle (PSA = prostataspezifisches Antigen) kann man einen Prostatakrebs unter Umständen wesentlich früher als mit dem Tastbefund feststellen. Aber auch die Tast- und Ultraschall-

Inhaltsstoffe von Kürbiskernen können eine Prostatavergrößerung hemmen.

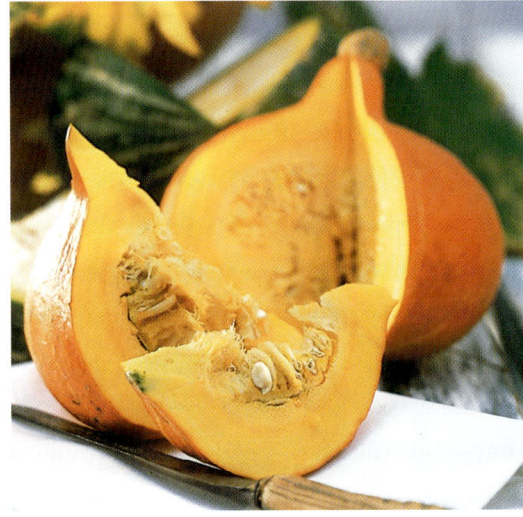

Vorsorge-Dreiklang für Männer
- PSA-Kontrolle
- Rektale Prostatauntersuchung
- Ultraschall

kontrolle gehören zur männlichen Vorsorgeuntersuchung.

Adrenopause

Nicht alle Männer, die Potenzstörungen haben oder sich generell »alt« und nicht mehr leistungsfähig fühlen, haben einen niedrigen Testosteronspiegel. Dieses Phänomen gab den Ärzten bislang Rätsel auf. Heute weiß man: Die Sexualhormone aus der Nebenniere des Mannes verändern sich, und das bleibt nicht ohne Folgen. Neueste Forschungen beschäftigen sich mit dieser so genannten Adrenopause. Die Entwicklung beginnt lange bevor die Hormonproduktion in den Keimdrüsen des Mannes zurückgeht: mit Ende 20! Erst in der Lebensmitte allerdings können sich Auswirkungen dieser Alterungsprozesse durch Müdigkeit, körperlichen und geistigen Leistungsabfall, mangelnde sexuelle Lust und viele andere Symptome bemerkbar machen. Das Hormon, das hier verantwortlich ist, ist DHEA, eine Vorstufe besonders für Testosteron und Östrogen.

Auch bei Frauen spielt das Schwinden von DHEA eine Rolle – unter anderem kann sich dadurch der Blutdruck erhöhen, das Herz kann schneller schlagen, und das kann sich nachteilig auf die Gefäße auswirken. Allerdings tragen im weiblichen Organismus die Nebennierenrinde und die Eierstöcke zu fast gleichen Teilen zum Testosteronspiegel bei, während bei Männern, bei denen das Testosteron naturgemäß eine sehr viel größere Rolle spielt als bei Frauen, zu 80 Prozent die Keimdrüsen dafür verantwortlich sind.

DHEA – das Steroidhormon, das in unserem Körper am häufigsten vorkommt

DHEA – der »Jungbrunnen«?

Was ist dran an DHEA? Seit mehr als 20 Jahren beschäftigen sich Forscher mit dieser Frage, die in den letzten Jahren zum zentralen »Forever young«-Thema geworden ist. Allein die Tatsache, dass wir mit jedem Lebensjahr etwas von dieser Substanz verlieren, lässt darauf schließen, dass DHEA eine große Mitverantwortung am Alterungsprozess trägt.
Mit 20 Jahren hat man den maximalen DHEA-Gehalt im Blut, mit 50 noch ein Drittel, mit 80 gar nur noch ein Fünftel davon. Aller-

PRAXIS
Anti-Aging-Strategien

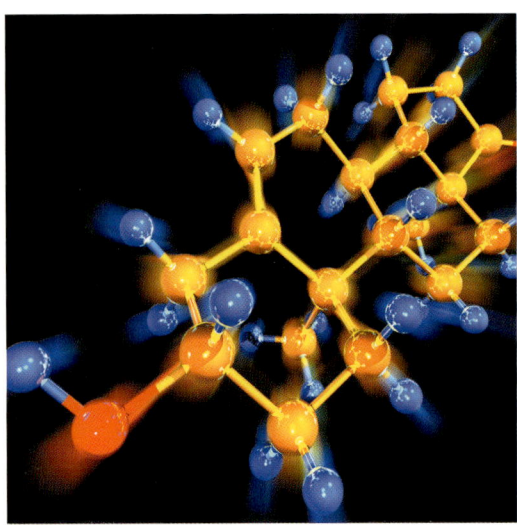

zellen nicht zu groß werden zu lassen und so dem mit zunehmendem Altern ansteigenden Gewicht entgegenzuwirken. Daneben verblasst eine andere, jedoch mindestens ebenso wichtige Eigenschaft völlig zu Unrecht: DHEA ist der Gegenspieler des Stresshormons Cortisol; es hält außerdem das Stresshormon Adrenalin im Zaum, indem es mit dem Schlafhormon Melatonin zusammenwirkt.

Somatopause

DHEA gilt seit etlichen Jahren als das »Anti-Aging-Hormon«.

dings sind dies Durchschnittszahlen, die Werte können individuell sehr unterschiedlich sein.

Wichtige Eigenschaften

DHEA ist nicht nur selbst ein Botenstoff, sondern dient, wie bereits beschrieben, auch als Vorstufe weiblicher und männlicher Geschlechtshormone. Darüber hinaus kommt DHEA eine bedeutende Rolle im Stoffwechsel zu. Es bremst die Geschwindigkeit biochemischer Reaktionen in den Mitochondrien, in den Kraftwerken unserer Zellen, und reduziert so die Entstehung der schädlichen freien Radikale.
Besonders beliebt gemacht hat DHEA aber seine Neigung, Fett-

Wenn wir älter werden und unsere Geschlechtshormone absinken, fällt auch das Wachstumshormon deutlich ab, und sein 24-Stunden-Rhythmus verändert sich. Bei 60- bis 70-Jährigen wird nur noch etwa ein Viertel der Wachstumshormonmenge ins Blut abgegeben, wie es bei 20- bis 30-Jährigen der Fall ist.
Diese Veränderung wirkt sich auf die Körperzusammensetzung aus: Die Muskulatur nimmt ab, die relative Fettmenge dagegen zu. Daneben verändert sich der Gehalt an Kollagen, Gehirnfunktionen lassen nach, die Blutbildung läuft langsamer, das Immunsystem wird schwächer. Übergewichtige verfügen über geringere Wachstumshormon (STH)-Konzentrationen als

Somatotropin: ein Fettkiller, der obendrein für gute Muskeln sorgt

Schlanke. Dieser Mangel macht ihnen das Leben zusätzlich schwer, denn STH-Mangel kann dafür verantwortlich sein, dass man möglicherweise selbst dann noch zunimmt, wenn »Schmalhans« Küchenmeister ist.

Hormonersatztherapie

Die Anti-Aging-Medizin ist eine relativ »junge« Wissenschaft, und wie in allen neuen Wissenschaftsgebieten gibt es auch hier geteilte Meinungen. Doch das ist nichts Negatives, denn unterschiedliche Positionen können gleichwohl zu Ergebnissen führen, die den Menschen den erwünschten Nutzen bescheren und dabei die potenziellen Risiken so gering wie möglich halten.

Dem Altern vorbeugen

Wörtlich übersetzt bedeutet »Anti-Aging« Strategien »gegen das Altern«. Niemand wird jedoch ernsthaft behaupten, dagegen ein Mittel gefunden zu haben. Streng genommen altern wir ja schon vom Zeitpunkt unserer Geburt an. Altern ist eine Gesetzmäßigkeit des Lebens, denn Leben bedeutet auch Vergehen und Neubeginn. Aber gerade weil wir wissen, dass unsere Zeit auf dieser Welt begrenzt ist, wollen wir sie so angenehm wie möglich gestalten. Und hier bietet die Anti-Aging-Medizin, die eigentlich eine Präventiv-, sprich vorbeugende, Medizin ist, Möglichkeiten, diesem Ziel näher zu kommen.

Weil man dem Organismus immer nur das zurückgibt, was er einst selbst produzieren und verteilen konnte, bleiben die Nebenwirkungen, sofern sie überhaupt auftreten, minimal. Dafür fühlen sich viele, die sich für eine solche Therapie entschieden haben, tatsächlich oft um Jahre jünger – eben so wie früher, als sie noch ihre eigenen Hormone hatten. Altern ohne größere altersbedingte Beschwerden und mit jugendlicher Fitness, das ist heute tatsächlich keine Utopie mehr.

Auf das richtige Konzept kommt es an

Anti-Aging-Strategien beinhalten ein facettenreiches Konzept aus gesunder Lebensführung und dem wohl dosierten Ersatz derjenigen Substanzen, die der Organismus nicht mehr selbst herstellen kann. Diese beiden Hauptfaktoren kann man nicht getrennt voneinander sehen. Eine gesunde Lebensführung alleine ist nicht Garant für lange Fitness und Jugendlichkeit, aber sie ist wichtig, weil jeder Raub-

Den Alterungsprozess verlangsamen

Anti-Aging-Strategien

bau an den körperlichen und seelischen Ressourcen im Laufe der Jahre immer stärker zu Buche schlägt. Und eine unbedachte Lebensführung macht die durch einen Hormonersatz erzielbaren Erfolge weitgehend zunichte. Fehlt jedoch der hormonelle Ausgleich, kann auch die gesündeste Lebensweise gegen fortschreitende Leistungsminderung und körperlichen Abbau nicht allzu viel ausrichten. Ein Beispiel hierfür ist die Osteoporose: Zwar gelten eine gesunde, kalziumreiche Ernährung und regelmäßige sportliche Betätigung als wirksame Vorbeugung, doch wer die entsprechende Veranlagung hat, steht selbst mit eiserner Disziplin auf verlorenem Posten. Die Bildung von Knochenkollagen und damit neuer Knochensubstanz lässt sich dadurch nur bedingt initiieren, denn für die Neubildung von Kollagen spielt besonders Östrogen eine entscheidende Rolle. Eine übertriebene kalziumreiche Ernährung ohne zusätzliche Anregung der Kollagenneubildung kann im Extremfall sogar zur Bildung von unelastischen, spröden »Glasknochen« führen. Ein anderes Beispiel: Selbst die sorgfältigste Hautpflege mit den teuersten Produkten und auch die gesündeste Lebensweise können nichts am Abbau der kollagenen Fasern in Haut und Bindegewebe und am zunehmenden Wasserverlust der Haut ändern. Hilfe bieten hier Östrogen, Progesteron und Wachstumshormon.

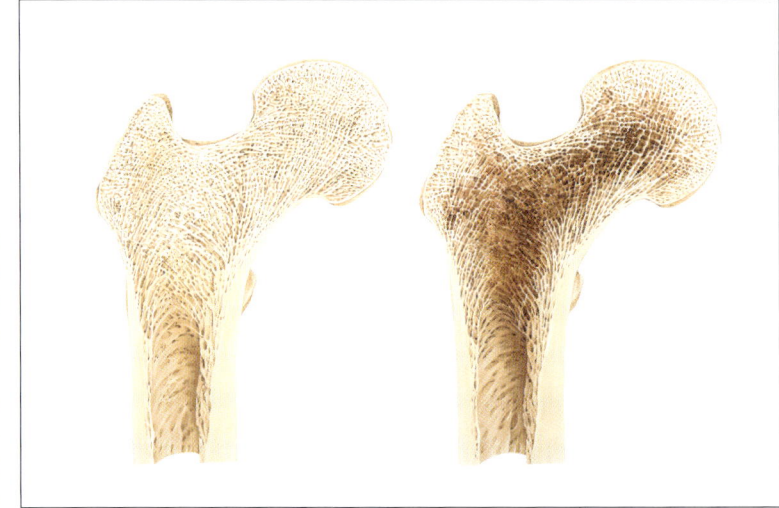

Bei einer Osteoporose (rechts) nimmt die Knochenmasse ab, der Knochen wird brüchiger.

PRAXIS
Hormonersatztherapie

Exakt dosiert

Bei einer Hormonersatztherapie (HRT) geht es nicht darum, mit möglichst hohen Hormondosen die Jugend zurückzuholen. Es kann und soll nur das ersetzt werden, was fehlt, nach dem Motto: »So wenig wie möglich, so viel wie nötig«. So ergibt sich eine Hormonmixtur, die für jeden Menschen maßgeschneidert ist. Um diesem Anspruch gerecht zu werden, muss die hormonelle Situation auch während der Therapie immer wieder überprüft werden. So kann der Arzt oder die Ärztin sehen, wie der Organismus auf die Gabe anspricht, und das »Hormonpäckchen« für den Körper gegebenenfalls immer wieder neu zusammenschnüren.

Was spricht gegen eine Hormonersatztherapie?

Werden Hormone, deren Produktion und Sekretion nachgelassen hat, ersetzt, bleiben die Kräfteverhältnisse im hormonellen Zusammenspiel bewahrt – und das macht einen ganz wesentlichen Teil unseres Wohlbefindens und damit unserer Lebensfreude aus.
Es gibt jedoch einige wenige medizinische Gründe, die gegen eine Hormonersatztherapie mit Östrogenen sprechen: eine familiäre Thromboseneigung, eine familiäre Brustkrebsbelastung oder eine bestehende Brustkrebserkrankung. Für die Betroffenen stehen als Alternative vor allem die Phytohormone zur Verfügung; zu einer »hormongesunden« Lebensweise ist in jedem Fall zu raten (siehe Seite 98 ff.).

Gründe für eine Hormonersatztherapie

Für ein behutsames Ersetzen schwindender Hormone sprechen indessen triftige Gründe: Noch vor 100 Jahren betrug die mittlere Lebenserwartung von Männern 38 und die von Frauen 41 Jahre. Die wenigsten Männer und

> **Der Natur optimal angepasst**
> In der Hormonersatztherapie achten die Forscher sehr darauf, die künstlichen Hormone den körpereigenen so weit wie möglich nachzuempfinden. Denn je besser dieses Angleichen an die Natur gelingt, desto weniger fällt es dem Organismus auf, dass es nicht seine eigenen Hormone sind, die da an die Zelltüren klopfen, um ihre Nachrichten abzuliefern.

Östrogene bergen auch Risiken

Anti-Aging-Strategien

Frauen erlebten also das, was wir Alterungsprozess nennen, auch nur ansatzweise. Heute stehen wir vor folgender Situation: Mit einer statistischen Lebenserwartung von 80,6 Jahren hat eine Frau ein etwa 30-jähriges Altern vor sich. Männer sind etwas im Vorteil, da sie nicht den gleichen Alterungsschub erleben müssen wie Frauen. Jedoch haben sie mit einer statistischen Lebenserwartung von 74 Jahren auch nicht so viel Zeit zum Altwerden.

Missbrauch schadet!

Zu hoch dosiert kann DHEA schädlich sein

Hormone aus dubioser Quelle, wie etwa über das Internet zu beziehen, davor sei ernsthaft gewarnt. Frauen, die beispielsweise DHEA unkontrolliert schlucken, riskieren unreine Haut und Haarausfall, Männer unter Umständen sogar Prostatakrebs.

Angst vor Folgen

Im Sommer 2002 wurde eine groß angelegte US-Studie („Women`s Health Initiative", WHI) vorzeitig abgebrochen, weil die Forscher ein erhöhtes Brustkrebs-, Herzinfarkt- bzw. Schlaganfall-Risiko festgestellt hatten. Weltweit waren Patientinnen und Ärzte zunächst verunsichert. Ein Blick auf die Hintergründe und realen Zahlen der Studie machen einer realistischeren Einschätzung Platz. Das große Problem der Studie bilden die ausgewählten Probandinnen. Frauen mit klimakterischen Beschwerden, für die die Hormone eigentlich vornehmlich eingesetzt werden, wurden ausdrücklich ausgeschlossen. Das führte dazu, dass nur Patientinnen in höherem Alter untersucht wurden. Das Durchschnittsalter der Probandinnen war 63 Jahre, die Älteste sogar 79. Viele von diesen Frauen wiesen bereits Erkrankungen des Herzkreislaufsystems wie Bluthochdruck oder erhöhte Blutfette auf, etliche waren übergewichtig und andere wiederum rauchten oder hatten geraucht. Alle Teilnehmerinnen bekamen in der Mehrzahl erstmalig - trotz ihres hohen Alters und der zum Teil schwerwiegenden Gegenanzeigen - die gleich hohe Dosis eines Hormonpräparates, unabhängig vom individuellen Bedarf. Hinzu kommt, dass fast jede zweite Frau die Untersuchung wegen Blutungsstörungen abbrechen musste. Demnach handelte es sich bei den in der Studie untersuchten Frauen zu einem großen Teil um risikobehaftete Patientinnen. Bei wirklich gesunden Frauen weiß man, dass Östrogene Herz und Kreislauf positiv beeinflussen. Aus all diesen Gründen sind die Experten der Meinung, dass die

WHI-Hormon-Studie in den USA abgebrochen.

PRAXIS
Hormonersatztherapie

Bei optimaler Hormondosierung ist mit Nebenwirkungen kaum zu rechnen

Schlußfolgerungen aus der Studie nur äußerst vorsichtig zu bewerten sind. Zusammenfassend ist zu sagen, dass die Bedingungen, unter denen die Frauen der US-Studie behandelt wurden, mit den Vorgehensweisen in Deutschland nicht vergleichbar sind. Die Hormontherapie wird bei Frauen angewendet, die gesund sind und bei denen die Hormone noch nicht lange ausgefallen sind, so dass eine wirkliche Vorbeugung stattfinden kann. Vor allem aber können die Hormone sehr hilfreich sein bei klimakterischen Beschwerden wie Hitzewallungen, Depressionen, Schlafstörungen, Energieverlust und Austrocknen der Schleimhäute. Dabei ist es wichtig, die Therapie den individuellen Bedingungen anzupassen.

Östrogene & Brustkrebsrisiko

Im Bewußtsein der Menschen ist das Risiko, an einem Kreibsleiden zu erkranken, weit höher, als das an einer Herzkreislauferkrankung zu sterben, obwohl es in Wirklichkeit genau umgekehrt ist. So wird auch verständlich, warum die Öffentlichkeit auf die Nachricht eines durch Hormone möglicherweise erhöhten Brustkrebsrisikos so sensibel reagierte. Die realen Zahlen aber zeigen, dass die Gefahr gering ist. Unter 10.000 Frauen, die mit einer bestimmten Kombination aus E 2 und Gestagen behandelt wurden, traten acht Brustkrebsfälle mehr auf als in der Vergleichsgruppe, die nur ein Scheinmedikament bekam. Wissenswert ist, dass diejenigen Frauen, bei denen der Brustkrebs unter einer Hormontherapie diagnostiziert wurde, eine gutartigere Form des Krebses hatten und dieser weniger gestreut hatte. Die Lebenserwartung dieser Frauen war besser als die der Frauen, bei denen ohne Hormone ein Brustkrebs diagnostiziert wurde. Woran das liegt, wird zur Zeit noch erforscht.

Hormonanalyse

Gerade das Krebsrisiko durch Hormonersatztherapien ist in den Medien oftmals recht reißerisch dargestellt worden. Eine nüchtern-sachliche Aufklärung hat es da natürlich schwer, solche Ängste zu zerstreuen. Kein verantwortungsvoller Arzt und keine verantwortungsvolle Ärztin wird indes aufs Geratewohl »Hormone« verschreiben. Vielmehr können Patienten, die über altersbedingte Beschwerden klagen, eine Hormonanalyse vornehmen lassen. Diese Analysen sind allerdings kostspielig und in den meisten Fällen aus eigener Tasche zu zahlen. Sind die Symptome eindeutig (wie etwa Hitzewal-

Nach wie vor ein umstrittenes Thema: Hormonersatz und Krebsrisiko

PRAXIS

Anti-Aging-Strategien

> **Anwendungsweise von Hormonpräparaten**
>
> Je nach Beschwerdebild werden Hormone als Injektionen, Tabletten, Salben, Gele oder Pflaster verabreicht. Welche Form der Therapie der Arzt wählt, hängt von vielen Faktoren, zum Beispiel vom Fettstoffwechsel, ab. Besonders hormonempfindliche Frauen neigen darüber hinaus häufig zu Überdosierungserscheinungen wie Spannungsgefühl in der Brust; in solchen Fällen würde man beispielsweise ein Gel bevorzugen, weil es am feinsten zu dosieren ist. Generell wird die äußerliche Anwendung von Hormonpräparaten immer mehr bevorzugt: So gibt es beispielsweise hormonhaltige Gesichtssalben gegen Faltenbildung, DHEA-Creme zur Bindegewebsstraffung oder estradiol- und biotinhaltige Salbe für die Fingernägel.

Bei einer Lebererkrankung sollten Hormone über die Haut zugeführt werden

lungen, die auf einen Östrogenmangel hindeuten), kann der Arzt deshalb auch eine weniger umfassende und damit kostengünstigere Untersuchung durchführen. Für eine gezielte Hormonersatztherapie spielt außerdem neben dem Gesundheitszustand der Patientin/des Patienten auch die Gesundheit blutsverwandter Familienmitglieder wie Eltern und Geschwister eine Rolle.

Welche Hormone werden ersetzt?

Die Hormonersatztherapie für Männer ist noch längst nicht so gut ausgewogen und getestet wie die für Frauen. Allerdings sind Männer – man kann es wohl so salopp ausdrücken – hormonell auch etwas einfacher »gestrickt« als Frauen.

Testosteronersatz

Bei Männern wird am häufigsten Testosteron eingesetzt, um die Lust auf das Liebesleben – und damit ein großes Stück Lebensfreude – wieder zurückzu-

Hormone gibt es zum Beispiel als Kapseln oder Tabletten.

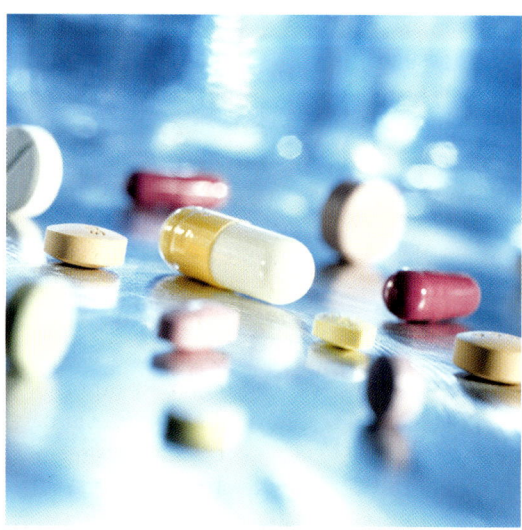

PRAXIS
Hormonersatztherapie

> **Missdeutete Glatze**
>
> Haarausfall und Geheimratsecken bringen viele mit dem Altern – und von daher mit einem Mangel an Androgenen – in Verbindung. In Wirklichkeit aber ist die Ursache eine ganz andere. Bei Männern mit Glatzenbildung zeigt sich nur eine besondere Eigenschaft ihrer Haarwurzeln: Sie sind überempfindlich gegenüber männlichen Hormonen. Diese Überempfindlichkeit wird meist ererbt.

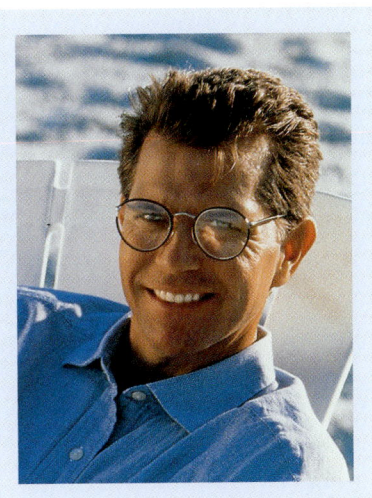

Bewegung und Testosteron: eine gute Allianz für körperliches Wohlbefinden

erobern. Wichtig ist dabei jedoch zu wissen: Eine noch so raffiniert ausgeklügelte und individuell angepasste Hormonersatztherapie nützt nichts, wenn man Raubbau mit seiner Gesundheit und mit seinen Ressourcen treibt.

Gerade Männer können ihre Hormonwerte durch den Lebensstil noch stärker beeinflussen als Frauen, weil ihre Hormonsituation wie gesagt weniger kompliziert ist und sich mit dem Alter auch nicht so abrupt und radikal verändert. Wer raucht, zu viel trinkt, von Termin zu Termin jagt, sich ständig mit Aufputschmitteln antreibt und kaum noch entspannt, tut sich und seinem Hormonhaushalt absolut nichts Gutes.

Nach heutigen Erkenntnissen ist der Ersatz von Testosteron bei festgestelltem Testosteronmangel eine Therapie, die das psychische und physische Wohlbefinden deutlich verbessern kann. In einer Studie zeigte sich, dass bei Männern, die über einen längeren Zeitraum ein Testosteronpflaster anwendeten, die Muskelmasse und die Knochendichte zunahmen. Außerdem fühlten sich alle Studienteilnehmer körperlich wieder leistungsfähiger. Bis heute gibt es keine wissenschaftlichen Anhaltspunkte dafür, dass eine Testosteron-Ersatztherapie einen Prostatakrebs initiieren kann. Im Gegenteil – es mehren sich die Zeichen, dass eher ein schwankender Hormonspiegel gefährlich ist.

PRAXIS

Anti-Aging-Strategien

Mit dem Alter verändert sich der Hormonspiegel: Dabei sinkt Melatonin schon in der Jugend, Östrogene und Testosteron erst in den Wechseljahren.

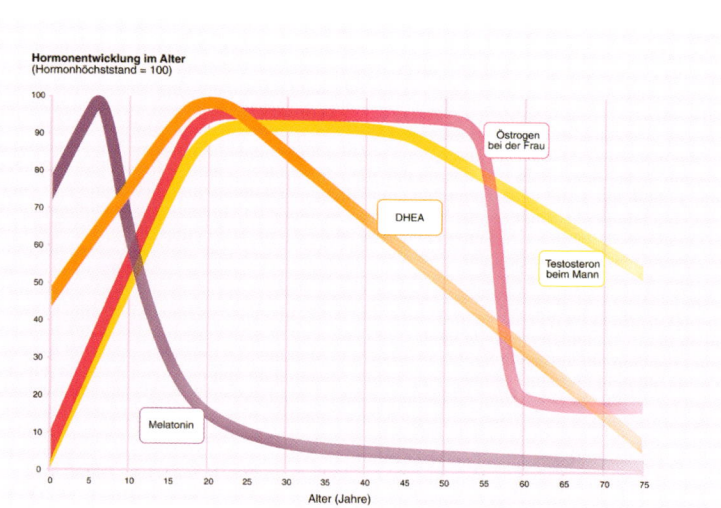

Östrogenersatz

Östrogen hat wichtige Funktionen, was Gesundheit und Wohlbefinden anbelangt. Es fördert nicht nur die Durchblutung von Haut und Schleimhaut und das Wachstum der Nerven; Östrogen schützt auch vor freien Radikalen und vor Eiweißablagerungen im Gehirn. Darüber hinaus beeinflusst es die Produktion anderer Hormone, so zum Beispiel die des Wachstumshormons. Für unsere mentale Leistungsfähigkeit spielt es ebenfalls eine nicht zu unterschätzende Rolle.
Östrogene und Progesteron sind bei Frauen sehr geeignet, zahlreiche Symptome zu behandeln, die entweder subjektiv als unangenehm empfunden werden oder tatsächlich ein Gesundheitsrisiko darstellen. Dennoch lassen sie sich nicht als »Allroundtherapie« einsetzen; Nutzen und Risiken müssen sorgfältig gegeneinander abgewogen und mit der Patientin eingehend besprochen werden.
Manche Frauen befürchten, durch eine Hormonersatztherapie wieder ihre Regel zu bekommen. Dazu gibt es bei den heutigen vielfältigen Möglichkeiten keinen Grund.
Wichtig ist jedoch, dass Frauen, die noch eine Gebärmutter haben, niemals Östrogene ohne den Zusatz von Gestagenen erhalten! Denn Östrogengaben allein bergen das Risiko, dass die Gebärmutterschleimhaut entartet; Gestagen hingegen verhindert die Bildung von Gebärmutterkrebs.

PRAXIS
Hormonersatztherapie

> **TIPP!**
> Beschwerden wie Trockenheit der Augen, des Mundes oder der Scheide lassen sich relativ einfach lokal behandeln: Es gibt Salben zur Anfeuchtung von Schleimhäuten und Lutschtabletten gegen Mundtrockenheit.

Östrogene werden mitunter auch eingesetzt, wenn keine subjektiven Beschwerden vorliegen, zum Beispiel dann, wenn sich bei einer Knochendichtemessung herausstellt, dass bereits eine Entkalkung eingesetzt hat.

Auch im männlichen Körper spielen Östrogene eine Rolle. Einen gänzlichen Verlust wie Frauen müssen Männer allerdings nicht hinnehmen. Eine Östrogenersatztherapie wird Männern daher höchst selten verordnet. Hier ist es sinnvoller, den Energiesparer und Stressbremser DHEA zu geben.

Progesteronersatz

Progesterontabletten werden vom Darm problemlos aufgenommen

Progesteron verlangsamt den Abbau von Kollagen, indem es die abbauenden Enzyme, die Kollagenasen, in Schach hält. So kann man bereits bestehende Fältchen durch Progesteroncreme etwas glätten. Progesteron kann aber auch verschiedene Beschwerden lindern, wie Schmerzen in den Beinen und Brüsten (Wasserstau). Vitamin E und Beta-Carotin können diese Wirkung noch unterstützen. Gesunde Ernährung kann also die positiven Auswirkungen einer Hormonersatztherapie noch verstärken.

SERMs

SERM steht für »selective Estrogen Receptor Modulator«. Dies ist eine Substanz, die als Alternative zur Hormonersatztherapie mit Östrogen in den letzten Jahren entwickelt wurde.
Die Besonderheit von SERMs ist, dass diese Substanz in einem Organ die Östrogenwirkung unterstützen und in einem anderen seine Wirkung hemmen kann (deshalb: selective). Das wohl bekannteste SERM ist das Raloxifen, ein bislang sehr teures, rezeptpflichtiges so genanntes Designerhormon. Es hat sich gezeigt, dass es sowohl Herz als auch Gefäße schützt, dass es vor allem aber aufbauend auf die Knochensubstanz wirkt und damit – wie Östrogen – der Osteoporose vorbeugt. An Gebärmutter und Brustgewebe dagegen hat Raloxifen eine östrogenhemmende Wirkung; somit entfallen die durch eine Östrogen-Gestagen-Therapie unter Umständen hervorgerufenen Monatsblutungen. Kaum

Anti-Aging-Strategien

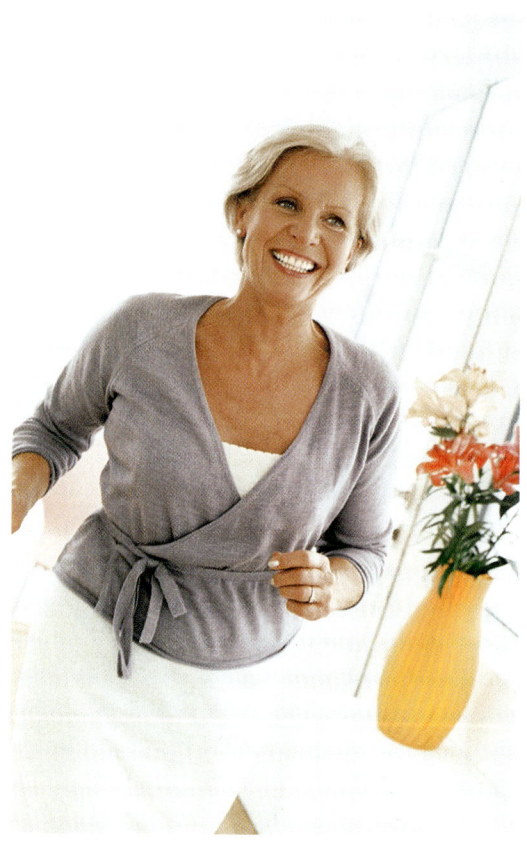

Für Schönheit und Attraktivität kann jeder etwas tun.

Hilfe bieten SERMs jedoch bei den »klassischen« Beschwerden der Wechseljahre, wie Hitzewallungen, Schweißausbrüche oder Herzrasen.

DHEA und Wachstumshormon

DHEA und Wachstumshormon gehören in der Hormonersatztherapie zu den »neueren« Hormonen, weshalb Wissenschaftler und Ärzte noch nicht auf jahrzehntelange Erfahrung zurückgreifen können. Es gibt jedoch zahlreiche Hinweise auf die positiven Eigenschaften dieser Hormone.

Der Botenstoff DHEA, der auch eine Hormonvorstufe ist, betätigt sich im Körper nicht nur als Energiesparer, sondern hält auch die Fettzellen »in Schach«. Forschungsergebnisse weisen darauf hin, dass DHEA vielen unangenehmen Alterserscheinungen entgegenwirken kann. So geht man davon aus, dass DHEA das allgemeine Wohlbefinden steigern und die sexuelle Lust wieder erwecken kann. DHEA wird eine Antrieb und Unternehmungslust fördernde Wirkung zugeschrieben, und es soll der Knochenentkalkung einen Riegel vorschieben.

Noch etliche interessante Fragen beschäftigen derzeit die Wissenschaftler: Man vermutet, dass

Eine hoch dosierte Einnahme von DHEA unterbindet möglicherweise die körpereigene Produktion

TIPP!
DHEA gibt es bei nachgewiesenem Mangel nach Rezeptur als Creme, um damit besonders im Bauch- und Oberschenkelbereich das Bindegewebe zu straffen. Sie sollten es jedoch nur unter regelmäßiger ärztlicher Kontrolle anwenden!

PRAXIS
Hormonersatztherapie
95

Hände weg von Supermarkt-DHEA!

DHEA hat zwar, wie beschrieben, zahlreiche positive Eigenschaften, dennoch darf es auf keinen Fall nach Gutdünken eingenommen werden. Denn auch wenn DHEA beispielsweise in den USA fast in jedem Supermarkt erhältlich ist – eine Behandlung mit diesem Hormon gehört unter allen Umständen in die Hände eines erfahrenen Arztes.

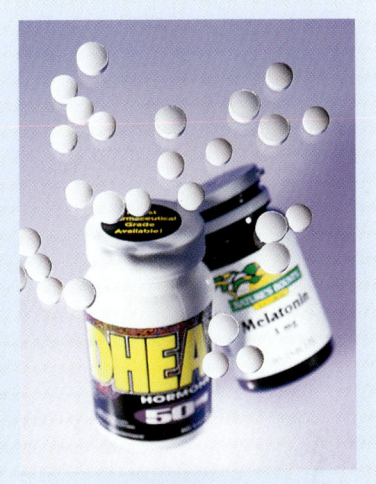

DHEA zum Beispiel die Blutfettwerte senken und schützend gegen Krebs und Morbus Alzheimer wirken kann. Ein Schutzeffekt gegen multiple Sklerose und rheumatoide Arthritis ist ebenfalls nicht unwahrscheinlich.

Wachstumshormon ist, wie bereits beschrieben, für das Immunsystem, das Gehirn und Körpergewebe aber auch für das Verhältnis von Fett- und Muskelmasse wichtig. Darüber hinaus ist es an der Produktion von Neurotransmittern beteiligt und hilft so beispielsweise, Stress besser zu bewältigen.

Fällt der DHEA-Spiegel und nehmen die Geschlechtshormone ab, sinkt meist auch das Wachstumshormon. Die Behandlung mit diesem Hormon ist jedoch nicht ganz unkompliziert. Da es bei oraler Einnahme im Magen zu einer unwirksamen Form abgebaut wird, kommen für eine Behandlung nur Spritzen in Frage oder Sprays, die unter die Zunge gegeben werden. Deshalb versucht man, die Produktion von Wachstumshormon auf indirektem Wege anzukurbeln, indem man beispielsweise den Östrogen- und DHEA-Spiegel anhebt. Weitere sinnvolle Maßnahmen sind eine eiweißreiche, »hormongesunde« Ernährung, Dinner Cancelling (siehe Seite 102) und ausreichende körperliche Bewegung. Nur wenn alle diese Maßnahmen nicht mehr ausreichen, wird das Hormon als »Medikament« gegeben.

Maßvoller Sport kann die Produktion von Somatotropin ankurbeln

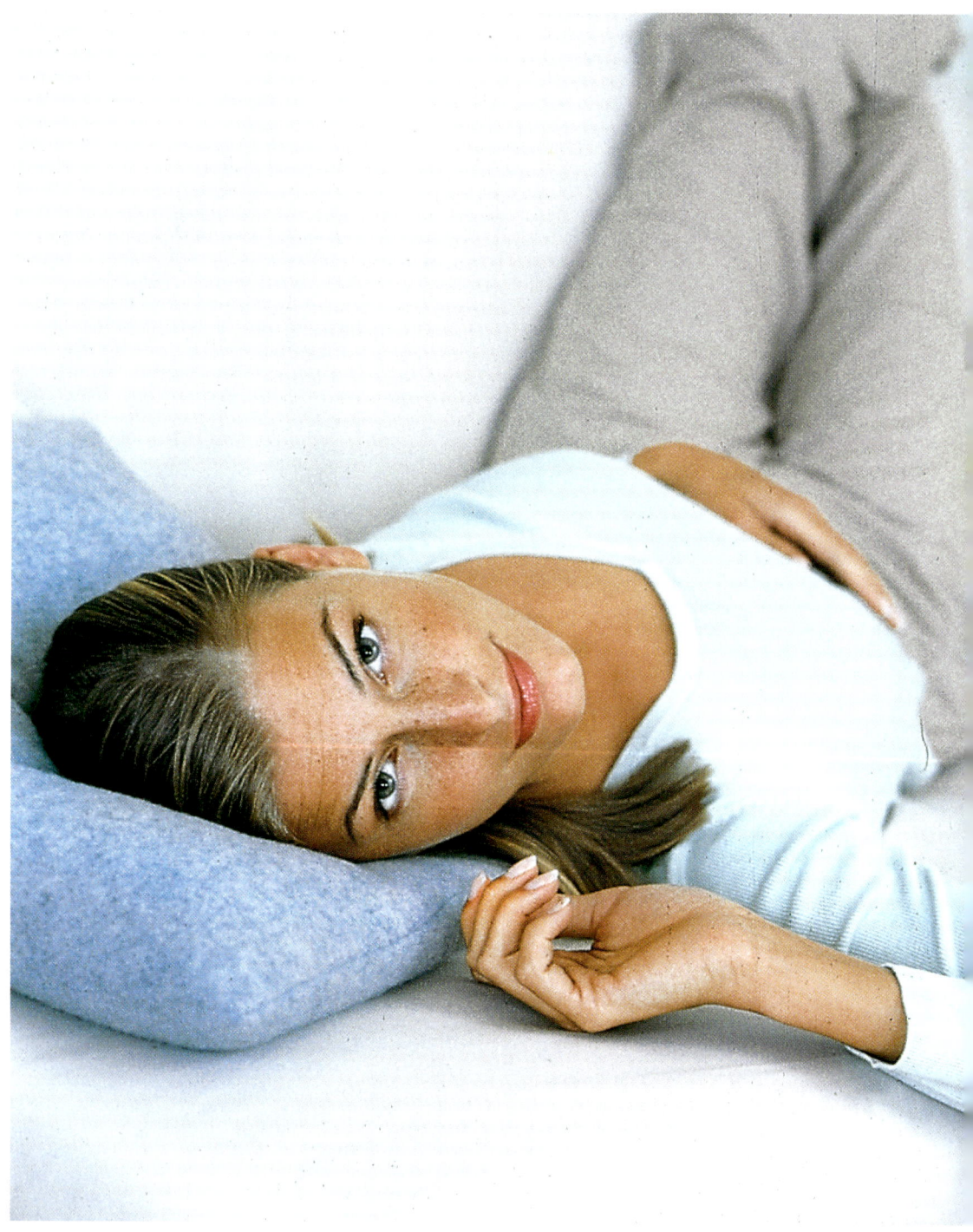

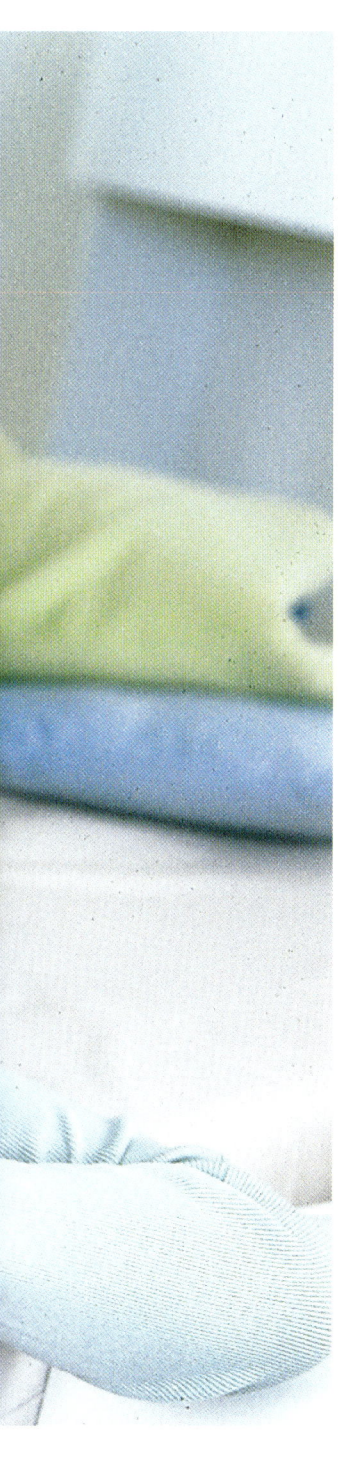

Hormongesund leben

Wer sich fit und gesund halten will, sollte darauf achten, dass sein Hormonhaushalt intakt bleibt. Lernen Sie sich und Ihren Körper wertschätzen. Gönnen Sie sich vitaminreiches, vollwertiges Essen, muten Sie sich keine Gifte wie Nikotin und Alkohol zu, und verlangen Sie sich keine Extremleistungen ab. Setzen Sie stattdessen auf Sport, Spaß und Entspannung. Damit tun Sie auch Ihrer Seele Gutes und schaffen auf diese Weise die beste Voraussetzung für ein ausgewogenes Hormongleichgewicht.

PRAXIS

So steigern Sie Ihr Wohlbefinden

Achtsamer Umgang mit sich selbst: der Schlüssel zum Gesundheitserfolg

Vital, gesund und lebensfroh – wer möchte das nicht immer sein? Nur mit einer gesunden Verfassung macht das Leben doch erst richtig Freude. Dass körperliches und seelisches Wohlbefinden dabei ganz wesentlich von einem gesunden Hormonhaushalt abhängen, ist fast allen klar. Dass man dafür auch eine ganze Menge selbst tun kann – das wissen einige vielleicht noch nicht. Tatsächlich ist eine gesunde Lebensweise gar nicht so mühsam und unbequem, wie man meinen könnte. Wenn Sie Ihren Hormonen Gutes tun wollen, sollten Sie sich zunächst einmal vernünftig ernähren und regelmäßig Sport treiben. Achten Sie aber auch auf einen geregelten Tagesablauf mit ausreichend Schlaf und auf ein ausgewogenes Verhältnis zwischen Anspannung und Entspannung. Alles, was der Psyche gut tut, stärkt auch die Hormone. Deshalb sind Urlaub und Hobbys so wichtig, aber auch befriedigende zwischenmenschliche Kontakte, Lachen, Streicheleinheiten (auch Massagen) und nicht zuletzt sexuelle Lust und Liebe. Damit haben Sie die besten Voraussetzungen, Ihren Hormonhaushalt so lange wie möglich in einem ausgeglichenen Zustand zu erhalten.

Hormongesund essen

Natürlich können Sie Ihre Hormonproduktion nicht gezielt steuern, doch ein gewisser aktivierender und regulierender Einfluss durch richtige Lebensführung ist möglich. Das betrifft in allererster Linie eine gesunde Ernährung.

Gute-Laune-Kost

Power, gute Laune und starke Nerven sind keine Zauberei. Vielmehr ist unser Wohlbefinden vorwiegend von biochemischen Prozessen im Gehirn beziehungsweise den daran beteiligten Neurotransmittern, wie zum Beispiel Serotonin, Dopamin, Noradrenalin oder Tyrosin, abhängig.
Um deren Produktion und Stoffwechsel anzukurbeln, braucht man »nur« eine ausgewogene, abwechslungs- und eiweißreiche Ernährung.

Hormongesund essen

Tryptophan

Ob man gut oder schlecht drauf ist – darüber entscheidet in hohem Maß der Serotoninspiegel. Dieses Gute-Laune-Hormon sorgt dafür, dass man sich entspannt, zufrieden und ausgeglichen fühlt, dass einem Schmerzen nicht so zusetzen und dass man tiefer schläft. In Stresszeiten sinkt der Serotoninspiegel stark ab – kein Wunder also, wenn einem da schon mal das Lachen vergeht.

Um Serotonin zu bilden, braucht der Organismus die Aminosäure Tryptophan. Sie ist in Milch, Parmesan, Emmentaler, Edamer, Makrele, Lachs und Forelle enthalten.

Sehr potente Tryptophan-Lieferanten sind auch Weizenkeime, Haferflocken, Erdnüsse, Haselnüsse, Erbsen, Soja- und Mungobohnen. Diese Nahrungsmittel enthalten außerdem Kohlenhydrate. Die daraus gewonnene Glukose fördert die Umwandlung der Aminosäure in Serotonin.

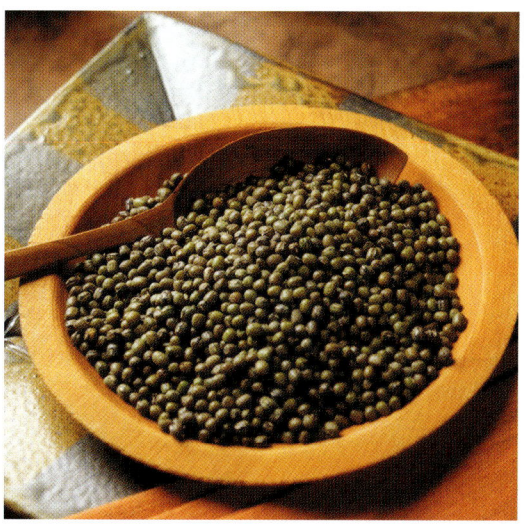

Mungobohnen enthalten reichlich Tryptophan.

> **TIPP!**
> Lächeln Sie sich schon morgens im Badezimmerspiegel an. Das bewegt die Muskeln im Gesicht, die sonst nur beim Lachen aktiv sind. Ihr Gehirn registriert die Veränderung und schüttet »Gute-Laune«-Hormone aus!

Phenylalanin

Wer gerne Trüffel isst oder heiße Schokolade trinkt, weiß intuitiv, was glücklich macht. Denn die in diesen Gaumenfreuden enthaltene Aminosäure Phenylalanin hebt die Stimmung auf Verliebtheitsniveau. Phenylalanin ist auch in Soja, Erdnüssen, Mandeln, Thunfisch, Rindfleisch, Forelle, Hüttenkäse und Weizenkeimen enthalten. Es dient als Basis für die Neurotransmitter Tyramin, Dopamin, Noradrenalin, ACTH und Adrenalin sowie für Endorphine, spielt also eine wesentliche Rolle im Hormon- und Neurotransmitter-Stoffwechsel.

So steigern Sie Ihr Wohlbefinden

Tyrosin

Der Energizer Dopamin, ebenfalls ein Neurotransmitter, ist so etwas wie eine körpereigene Kreativitätsdroge, die für seelisch-körperlichen Antrieb sorgt, die Konzentrations- und Reaktionsfähigkeit, Sinneswahrnehmung und Aufmerksamkeit verbessert und die Phantasie anregt. Dopamin wird aus Tyrosin hergestellt, das in Eiern, Hülsenfrüchten, Milchprodukten und Haferflocken enthalten ist.

Dopaminmangel – eine der Ursachen für die Parkinson-Krankheit

Harmonie im Körper

Damit die Eierstöcke Hormone in optimaler Menge abgeben, ist es wichtig, dass auch das Zusammenspiel der anderen Drüsen wie der Nebennieren, Schilddrüse, Hirnanhangdrüse sowie der Bauchspeicheldrüse gut funktioniert, dass also immer genügend Aminosäuren aus eiweißreichen Nahrungsmitteln wie Milch, Käse, Fleisch, Fisch, Tofu und Sojaerzeugnisse zur Verfügung stehen. Die Östrogen- und Testosteronproduktion braucht ihrerseits einen »gesunden Background« mit Vitamin A, C, E und der B-Gruppe, mit dem Spurenelement Zink, das über 200 Hormone und Enzyme aktiviert, sowie mit Magnesium, Kalzium, Mangan und Molybdän. Mit der Ernährung kann man auch etwas für das Superhormon DHEA tun: In Fisch und Olivenöl ist reichlich Squalan, ein Baustoff für DHEA, enthalten.

- Reich an Magnesium: Sojamehl, Reis, Weizenkeime, Sonnenblumenkerne, Schokolade, Vollkornbrot, Linsen, Walnüsse und Haselnüsse, magnesiumreiche Mineralwässer
- Reich an Kalzium: Milch, Emmentaler, Parmesan, Ölsardinen, Sojabohnen, Jogurt
- Reich an Mangan: Haferflocken, Weizenvollkorn, Weizenkeime, Haselnüsse, weiße Bohnen
- Reich an Molybdän: Sojamehl, Rotkohl, Kartoffeln, Trockenerbsen, Spinat, Eier, Schweinefleisch
- Reich an Zink: Leber, Austern, Linsen, Kalb- und Rindfleisch, Mais, Haferflocken

Schlank und gesund

Überflüssige Pfunde sind im wahrsten Sinne des Wortes eine Last: Wer dick ist, findet sich nach heutigen Schönheitsmaßstäben einfach oft nicht attraktiv genug und wirkt meistens auch älter – ganz abgesehen davon, dass Übergewicht den Körper tatsächlich schneller altern lässt, weil der Organismus

PRAXIS
Hormongesund essen

Liegt Ihr Körpergewicht im grünen Bereich?

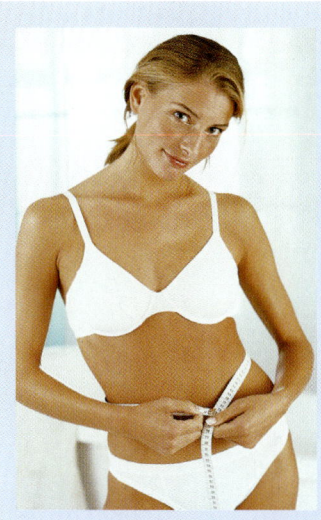

Die alte Faustregel Körpergröße minus 100 (minus zehn Prozent) gilt heute nicht mehr. Stellen Sie mit Hilfe des Body-Mass-Index (BMI) fest, wie es um Ihre Pfunde tatsächlich bestellt ist:

$$BMI = \frac{\text{Körpergewicht (kg)}}{\text{Körpergröße (m)}^2}$$

Bei einer Körpergröße von 1,70 m und einem Körpergewicht von 65 kg bedeutet das:

$$\frac{65}{1{,}7 \times 1{,}7} = 22{,}5$$

Liegt Ihr BMI zwischen 19 und 25, so haben Sie Normalgewicht. Kommen Sie auf eine Punktzahl unter 19, ist Ihr Gewicht zu niedrig. Bei einem Ergebnis zwischen 25 und 29 haben Sie leichtes, bei 30 Punkten und mehr schweres Übergewicht. Vorsicht: Bei einem BMI von 30 steigt unter anderem das Risiko, an Diabetes zu erkranken, um das 30fache!

mehr belastet ist. Was aber noch gravierender ist: Zu viele Pfunde begünstigen Störungen und Erkrankungen wie Gelenkveränderungen, Gallensteine, Bluthochdruck, Fettstoffwechselstörungen, Diabetes, nächtliche Atemstillstände, Herz- und Kreislauferkrankungen – und bedeuten ein erhöhtes Krebsrisiko.

Maß halten

(Teil-)Fasten, kombiniert mit Bewegung, rückt nicht nur überflüssigen Pfunden zu Leibe, sondern fördert auch die Bildung Ihrer »Wohlfühl-Hormone«: Melatonin (das den Schlaf-Wach-Rhythmus regelt) und das Wachstumshormon (das lebenslang die Zellregeneration steuert).

Stellen Sie daher Ihre Mahlzeiten so zusammen, dass Sie länger satt bleiben. Der Top-Sattmacher unter den Nährstoffen ist das Eiweiß, auf den idealen Speiseplan gehören deshalb Kabeljau, Seelachs, Forelle, Geflügel und Ma-

Stress regt das Appetitzentrum an, Cortisol fördert Hunger auf Süßes

PRAXIS
So steigern Sie Ihr Wohlbefinden

> **TIPP!**
> Kombinieren Sie eiweiß- mit kohlenhydratreicher Kost – das fördert die Produktion des »Glückshormons« Serotonin. Ein hoher Serotoninspiegel bedeutet: Wir sind zufrieden, entspannt und – haben wenig Hunger!

Wer abnehmen will, sollte dabei keinen Hunger leiden

gerquark. Kohlenhydrate wie sie in Getreide, Vollkornprodukten, Obst und Gemüse enthalten sind, sättigen pro Kalorieneinheit besser als Zucker oder Weißmehl. Letztere lassen den Blutzucker rasch ansteigen, doch ebenso schnell fällt er wieder ab – und zwar noch unter den ursprünglichen Wert. Die Folge ist Heißhunger. Vollkornbrot, Obst und Gemüse hingegen lassen den Blutzuckerspiegel langsam ansteigen, unter anderem deshalb, weil ihre Ballaststoffe die Aufspaltung der Kohlenhydrate in Zucker im Körper verzögern. Haferflocken sättigen im Übrigen besser als Cornflakes, Vollkorn- besser als Mischbrot, naturbelassener Reis besser als polierter.
Sehr wichtig ist auch langsames und bewusstes Essen. Denn erst nach etwa 20 Minuten tritt das Sättigungsgefühl ein. Auch das spricht wiederum für reichlich Gemüse und Rohkost, ebenso wie für Vollkornprodukte, denn diese Speisen müssen gut gekaut werden, während zum Beispiel Weißbrot oder Fastfood viel leichter zu schlucken sind.

Dinner Cancelling

Zwei- oder dreimal wöchentlich sollten Sie nach Möglichkeit ganz auf das Abendessen verzichten, das heißt von Mittag an nur noch große Mengen Mineralwasser, ungesüßten Kräuter- und Früchtetee oder verdünnten Fruchtsaft zu sich nehmen. Auch sonst sollten Sie darauf achten, dass Sie täglich ausreichend – das heißt zwei bis drei Liter – Flüssigkeit zu sich nehmen, denn viel Trinken spült die Nieren durch und hat dadurch eine reinigende Wirkung.
Das so genannte »Dinner Cancelling«, der Verzicht aufs Abendessen, bringt Ihrem Organismus nur Vorteile: Da er sich nicht um Nahrungsverarbeitung kümmern muss, kann er sich ganz seinen Reparatur- und Regenerations-

> **TIPP!**
> Wenn es Ihnen schwer fällt, auf das Abendessen zu verzichten: Putzen Sie sich nach 16 Uhr ausgiebig die Zähne, dann kommen Sie nicht mehr so leicht in Versuchung.

arbeiten zuwenden. Er bildet Proteine, die neben dem Aufbau von Abwehrzellen auch die Produktion von Hormonen günstig beeinflussen: Somatotropin und Melatonin bilden sich nach dem abendlichen Kalorienverzicht verstärkt im nächtlichen Schlaf, weil der Körper nicht mit Verdauungsarbeit belastet ist.

Phytohormone

Wenn Sie, wie viele andere Menschen, zunächst einmal die »sanften Mittel« in Anspruch nehmen wollen, steht Ihnen eine große Auswahl pflanzlicher Präparate zur Verfügung. Dazu gehören auch Phytohormone, hormonähnliche Substanzen aus Pflanzen, die kaum unerwünschte Nebenwirkungen haben, aber auf den menschlichen Organismus eine ähnlich regulierende Wirkung ausüben können wie körpereigene Hormone. Sie lassen sich bei einem Mangel an Östrogenen, Progesteron oder Androgenen wirksam einsetzen, sind in ihrer Wirkung jedoch nicht mit den Effekten einer Hormonersatztherapie vergleichbar.

Östrogenmangel

Vielen ist die Behandlung des prämenstruellen Syndroms mit Extrakten aus der Traubensilberkerze bekannt. Die Substanz hat eine östrogenartige Wirkung und kann, in Form von Tee oder Tinktur verabreicht, auch bei Zyklusstörun-

Zyklusstabilisierende Stoffe in der Traubensilberkerze

Pflanzlicher Schutz

Von den annähernd 30 000 Substanzen, die als Schutz- und Farbstoffe sowie als Wachstumsregulatoren in Pflanzen vorkommen, haben rund 5000 eine Bedeutung für den menschlichen Organismus.
Im Vordergrund steht dabei ihre schützende Wirkung gegen Herz-Kreislauf-Erkrankungen und Krebsleiden. So kann das Lycopin aus Tomaten vor Bauchspeicheldrüsen-, Darm-, Gallenblasen-, Lungen- und Prostatakrebs schützen. Glucosinolate aus Kohlsorten und Allylsulfide aus Lauchgemüse »entschärfen« die Wirkung von krebserregenden Umweltchemikalien und Nahrungsinhaltsstoffen.

gen und Wechseljahresbeschwerden hilfreich sein.
Während die ersten Wechseljahresbeschwerden wie Wasseransammlungen, Venenprobleme oder Depressionen meist auf einen Progesteronmangel zurückzuführen sind, gehen die viel beschriebenen Hitzewallungen mehr auf das Konto des Östrogenabfalls. Hier können verschiedene Phytoöstrogene hilfreich sein, die darüber hinaus auch einen gewissen Schutzeffekt auf Knochen, Blutfette und Herz erzielen. Das trifft besonders auf die Phytoöstrogene aus Soja und Rotklee zu. Diese können als bereits erwähnte »SERMs« (Selective Estrogen Receptor Modulators) auf die Östrogen-»Annahmestellen« wirken und dadurch vor Osteoporose, Herzinfarkt und Schlaganfall schützen.
Die in Sojapräparaten (Kapseln) enthaltenen Phytoöstrogene können außerdem den Menstruationszyklus um einige Tage verlängern, was vielen Frauen sicher angenehm ist. Sie belasten das Brustdrüsengewebe nicht und bieten auf diese Weise einen ge-

In der Sojapflanze steckt ein wichtiges Antioxidans, das altersverhütend wirkt

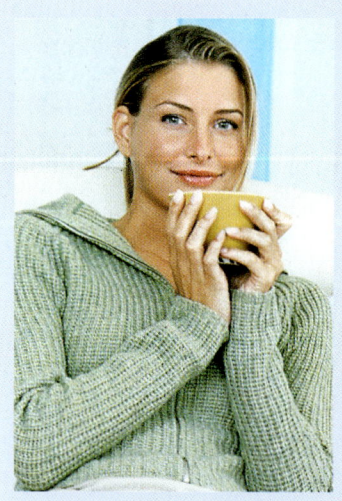

Weitere Pflanzen

Außer den genannten Pflanzen gibt es noch weitere Mittel, die Sie in Reformhäusern und Apotheken kaufen können. Am besten nehmen Sie zuerst Rücksprache mit Ihrem Arzt und wählen dann je nach Art Ihres Hormonmangels (Mangel an Östrogenen, Progesteron oder Androgenen) ein Mittel aus, das Ihrem persönlichen Geschmack am nächsten kommt.
Angelika, als Tee verabreicht, regt die Östrogenproduktion an.
Basilikum-Gewürz hat eine leichte östrogenartige Wirkung.
Beifuß-Tee regt die Östrogen- und Progesteronproduktion an.
Frauenmantel, als Tee zubereitet, hat eine gestagenartige Wirkung.
Melisse, als Tee verabreicht, wirkt leicht östrogenartig.
Raute hat ebenfalls eine östrogenartige Wirkung. Sie wird in einer speziellen Aufbereitung in Tropfenform dargereicht.
Salbei, mit östrogenartiger Wirkung, wird als Tee oder als Kapseln verabreicht.

wissen Schutz gegen Krebs. Hochwirksame Pflanzenöstrogene können aber auch mit der täglichen Nahrung aufgenommen werden. Sie sind zum Beispiel reichlich in Vollkornprodukten enthalten.

Progesteronmangel

Die aus Mexiko stammende Yamswurzel gilt als *der* Progesteronspender. In pulverisierter Form in Kapseln angeboten, enthält sie eine Substanz, die Diosgenin genannt wird und wie Progesteron wirkt. Diosgenin hat auch eine stimulierende Wirkung auf die Produktion des Anti-Aging-Hormons DHEA in den Nebennieren und kann dadurch möglicherweise die Wirkung körpereigener Östrogene neutralisieren: Es kann Körperzellen in hormonabhängigem Gewebe wie Brust, Gebärmutter oder Prostata daran hindern, sich in unheilvoller Weise zu teilen, also sich zur Krebszelle zu entwickeln.

Phytoöstrogene haben – so viel man heute weiß – keine schädliche Wirkung auf das Gewebe

Androgenmangel

Ein Mangel an Androgenen, der sich an einer Bindegewebsschwäche, an fehlender Vitalität oder einem Mangel an geistiger Wachheit bemerkbar machen kann, lässt sich mit Ginseng-Kapseln ausgleichen; diese haben eine leicht testosteronartige Wirkung.

Vorsicht, Gift!

Was für eine verrückte Situation: Einerseits sind Nahrungsmittel und Medikamente strengen Kontrollen unterworfen, andererseits nehmen Millionen von Menschen freiwillig Gifte ein. Gemeint sind Nikotin und Alkohol.

Rauchen

Wer raucht, konsumiert eine Menge Giftstoffe. Jede Zigarette setzt ein Heer zellzerstörender freier Radikale frei, außerdem verengt Nikotin die Gefäße und drosselt damit die Sauerstoffversorgung im Organismus. Das macht sich früher oder später an der Haut bemerkbar: Mit jedem Raucherjahr wird sie grauer, großporiger, dünner, schlaffer, faltiger. Das Kohlenmonoxid im Tabakrauch besetzt den Platz des Sauerstoffs an den Transportzellen im Blut, so dass bei den wichtigen Organen wie Herz und Gehirn nicht die nötige Menge Sauerstoff ankommt. Zigaretten enthalten im Übrigen nicht nur Nikotin und Kohlenmonoxid, sondern mehrere tausend Rauchinhaltsstoffe, deren Auswirkungen noch längst nicht alle erforscht sind.

Alkohol

Wer regelmäßig zu viel Alkohol trinkt, riskiert gesundheitlich eine Menge. Denn chronischer Alkoholmissbrauch führt zu einer deutlich höheren Rate bösartiger Tumoren der Mundhöhle, des Kehlkopfs, des Rachens, der Speiseröhre sowie zu einer Schädigung der Magenschleimhaut, chronischer Bauchspeicheldrüsenentzündung, Bluthochdruck und einer Vergrößerung des Herzens (mit ungenügender Herzleistung, die durch erhöhten Herzschlag kompensiert wird).

Wer abends zu viel Alkohol trinkt, hat eine wesentlich kürzere Tiefschlafphase als nüchterne Schläfer, denn Alkohol lässt das Melatonin sinken. Dies hat wiederum Auswirkungen auf die Produktion von Wachstumshor-

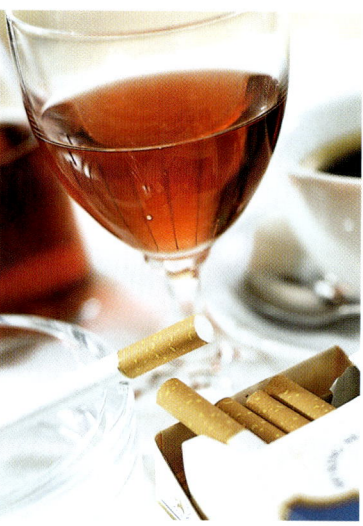

Alkohol und Nikotin gefährden unsere Gesundheit.

mon, das besonders in der Tiefschlaf-Phase gebildet wird. Um das Produktionsdefizit auszugleichen, müsste man am nächsten Tag mindestens zwei Stunden Sport treiben.

Sport mit Maß

Bewegen auch Sie sich, wie viele Freizeitsportler, zu schnell? Dann sollten Sie das ändern. Ausgiebig, langsam und regelmäßig sollten Ihre Bewegungen sein: Unternehmen Sie ausgedehnte Spaziergänge, Wanderungen, Radtouren, gehen Sie zum Schwimmen oder Golfen – mindestens dreimal wöchentlich 45 Minuten lang! Lassen Sie sich aber auf keinen Fall von dem Gefühl beherrschen,

> **WICHTIG**
> Auch zu viel Kaffeegenuss schadet der Gesundheit. Koffein fördert die Ausschüttung des Stresshormons Adrenalin, treibt den Blutdruck in die Höhe und kann vermehrt freie Radikale bilden. Mehr als zwei bis drei Tassen Kaffee täglich sollten Sie also nicht trinken, und diese vor allem nicht abends!

PRAXIS
Sport mit Maß

nicht genug zu tun, bevor Sie nicht vollkommen ausgepowert sind (»Je kaputter ich bin, desto größer mein Trainingseffekt«). Weder auf Erschöpfung noch auf Muskelkater kommt es an. Übertriebene Schonung ist allerdings auch nicht nötig. Nach Expertenmeinung braucht der Organismus sogar immer wieder eine »kontrollierte Krise«, um gesund zu bleiben. Den Stoffwechsel regelmäßig durch Bewegung und einen erhöhten Puls ein wenig »aufzumischen« erhält jung; nicht aber, den Körper durch Überforderung ins Chaos zu stürzen. Behutsames Training spricht alle Sinne des Körpers an: Wenn Sie walken oder joggen, spüren Sie sich und Ihre Grenzen, nehmen aber auch genussvoll mit allen Sinnen die Sie umgebende Natur wahr. Freuen Sie sich an der Bewegung, und erzwingen Sie nichts – das tut dem Immunsystem und damit auch dem Hormonsystem gut.

Bewegung tut gut

Sportliche Betätigung hat viele wohltuende Effekte: Sie trainiert Muskeln, Herz und Kreislauf, verbessert den Stoffwechsel in Knochen und Gewebe, steigert die Sauerstoffversorgung des gesamten Organismus und baut Stress und Aggressionen ab, was wiederum für seelische Ausgeglichenheit sorgt.

Auch das Gehirn profitiert von regelmäßiger Bewegung: Zum einen wird der Gleichgewichtssinn

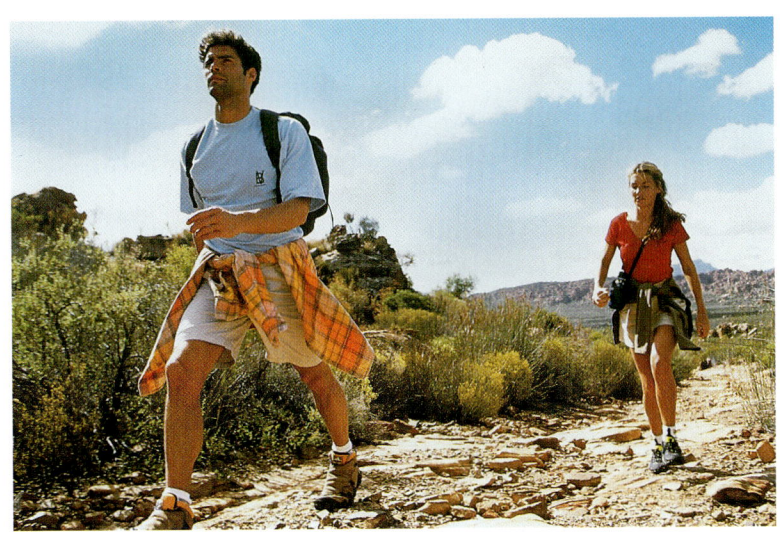

Bewegung in schöner Umgebung tut Körper und Seele gut.

> **Der optimale Puls**
>
> Für jeden Menschen bedeutet maßvoller Sport etwas anderes, da körperliche Fitness von Alter, Geschlecht und Trainingsstand abhängt. Als Richtwerte gelten:
> - Puls 180 minus Lebensalter beim Radfahren
> - Puls 200 minus Lebensalter beim Laufen
> - Puls 170 minus Lebensalter beim Schwimmen
>
> Falls Sie keine Pulsuhr haben, können Sie auch eine Uhr mit Sekundenzeiger nehmen: Zählen Sie eine Viertelminute lang die Pulsschläge, und nehmen Sie das Ergebnis mal vier.

trainiert; zum anderen entstehen durch Bewegung in Kombination mit emotionalem Erleben neue Verbindungsbrücken zwischen linker und rechter Gehirnhälfte – und je besser diese beiden Seiten miteinander verbunden sind, desto lebendiger ist unser Gehirn! Gesteigert wird dieser positive Effekt noch, wenn Sie die tägliche Routine durchbrechen: Laufen, walken oder radeln Sie nicht immer dieselbe Strecke, sondern wechseln Sie des Öfteren einfach die Lauf- bzw. Fahrtrichtung! Sport stimuliert die Produktion des Wachstumshormons Somatotropin – aber nur, wenn er maßvoll betrieben wird, denn niemand altert schneller als Hochleistungssportler! Wer sich fit und gesund halten will, muss also keine Höchstleistungen bringen – allein auf die Regelmäßigkeit kommt es an!

Falls Sie allerdings feststellen, dass Sie trotz maßvollem Sport nicht fit, sondern erschöpft sind und an Muskelkrämpfen leiden, sollten Sie sich um einen ausgeglichenen Mineralstoffhaushalt kümmern. Durch Schwitzen verliert der Körper viel Magnesium, Kalzium und Kalium. Verzehren Sie daher ausreichend magere Milchprodukte, und besorgen Sie sich, nach Rücksprache mit dem Arzt, gegebenenfalls geeignete Präparate aus der Apotheke.

Schonend abspecken

Fettverbrennung funktioniert am besten im »niedrigen Gang« – bei einem Puls um 120 Schläge pro Minute. Ein optimaler Kalorienverbrauch durch Bewegung ist also selbst bei Alltagsaktivitäten wie Treppensteigen, Fußwegen, Staubsaugen oder Rasenmähen möglich. So kann man Fettansatz entgegenarbeiten, während man nützlich Dinge verrichtet. Auch Sex lässt sich ohne weiteres in die Liste der

Gut federnde Laufschuhe bieten wichtigen Gelenkschutz

Benutzen Sie lieber die Treppe als den Lift – auch den Hormonen zuliebe!

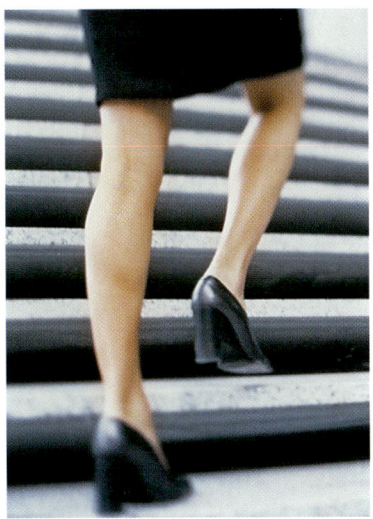

»kalorienverbrauchenden Aktivitäten« mit einbeziehen; er fördert darüber hinaus auf besondere Weise die Hormonproduktion. Grundsätzlich ist jedoch jede Art von Bewegung geeignet, mehr Glückshormone durch die Blutbahnen zu schicken und depressive Anflüge zu verscheuchen.

Sauna

Regelmäßige Saunabesuche und die damit verbundenen Heiß-Kalt-Reize haben viele positive Effekte, unter anderem auf Immunsystem, Muskulatur, Durchblutung, Hautfunktionen und Stoffwechsel. Wie beim Sport steigt auch beim Saunabesuch der Somatotropinspiegel. Das Wachstumshormon hat, wie erwähnt, eine aktivierende Wirkung auf Knochen, Muskeln und Gewebe sowie auf den Abbau von Fettgewebe, es sorgt für einen niedrigen Blutdruck und guten Schlaf. Vor allem jüngere Menschen spüren diese Effekte nach einem Saunabesuch sehr deutlich.

Ein paar Dinge gilt es in der Sauna allerdings zu beachten:
- Anfänger sollten beim ersten Saunagang nicht länger als acht bis zehn Minuten bleiben und die unteren Bänke nutzen – dort ist die Temperatur niedriger.
- Im Liegen wird der Kreislauf weniger belastet als im Sitzen. Vor dem Verlassen der Sauna sollte man sich jedoch aufsetzen, um den Kreislauf zu aktivieren.

Ein Besuch in der Sauna wirkt sich günstig auf den Somatotropinspiegel aus.

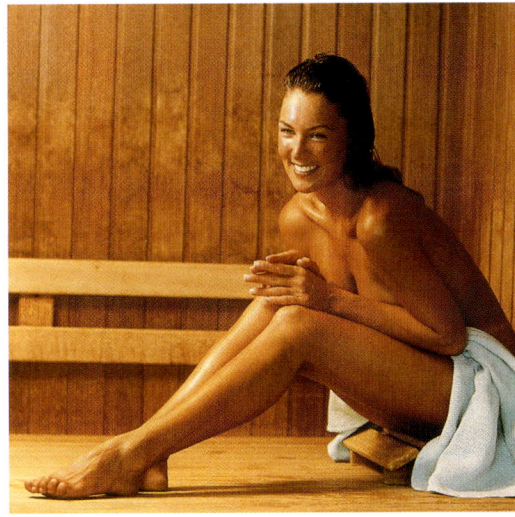

> **WICHTIG**
> Bitte verzichten Sie auf Saunabesuche, wenn Sie an Bluthochdruck, Schilddrüsenüberfunktion, Epilepsie, akutem Asthma, akuter Migräne, akutem Gelenkrheumatismus, einem fieberhaften Infekt, akuten Entzündungen innerer Organe, einer schweren Herz-Kreislauf-Erkrankung, Krampfadern, einer degenerativen Augenerkrankung, grauem Star oder aktiver Tuberkulose leiden!

● Nach dem Saunabesuch reichlich Mineralwasser oder Kräutertees trinken, da durch das Schwitzen viel Flüssigkeit und Mineralien verloren gegangen sind.

Die schönen Seiten des Lebens

Lebensfreude und Lachen hält uns gesund. Wer von Herzen lacht, erhöht die Sauerstoffversorgung seines Gehirns um das Drei- bis Vierfache, steigert die Durchblutung seines Gehirns, baut Stress und muskuläre Verspannungen ab, aktiviert sein Immunsystem und regt die Ausschüttung von Endorphinen an – und das kommt wiederum der Stimmung zugute! Auch ein erfülltes Sexualleben kurbelt die Hormonproduktion an: Streicheln der Haut stimuliert zahllose Nervenendigungen und bewirkt damit die Ausschüttung des beruhigend wirkenden Neurotransmitters Noradrenalin. Mit jedem Schritt auf der Erregungsleiter werden die Atemzüge tiefer, was die Sauerstoffversorgung des gesamten Körpers verbessert.

Oxytocin, das beim Orgasmus ausgeschüttet wird, wirkt als Gegenspieler des Stresshormons Cortisol, das unter anderem den Abwehrkräften schadet. Kein Wunder also, dass sexuell aktive Menschen, so die Beobachtung von Wissenschaftlern, seltener erkältet sind. Nicht zuletzt fördert sexuelle Lust die Produktion von Östrogen und Progesteron, die beide für eine gute Durchblutung und damit für einen frischen Teint sorgen.

Wer also Spaß am Leben hat, wer voller Zuversicht nach vorne sieht, ist einfach entspannter – und besser gegen Stress geschützt.

Schlafen Sie gut!

Ausreichender Schlaf ist ein wesentlicher Faktor zur Schonung und Erhaltung der Hormone. In der Nacht werden Melatonin und das Wachstumshormon Somatotropin gebildet. Melatonin, das

Bescheren Optimismus und strahlende Laune: die Endorphine

PRAXIS
Schlafen Sie gut!

bereits mit Einsetzen der Dunkelheit ausgeschüttet wird, ist für einen erholsamen Schlaf und die Energiedrosselung unseres Körpers sehr wichtig. Es regelt außerdem den Tag-Nacht-Rhythmus des Körpers, dem auch viele andere Hormone, wie eben das Wachstumshormon, unterworfen sind. Somatotropin, das in der ersten Nachthälfte ausgeschüttet wird, sorgt für den Tiefschlaf. Auch für das Immunsystem sind diese Hormone sehr wichtig, denn sie regen die Produktion von Interleukin 1, einer enorm wichtigen Verbindung unseres Abwehrsystems, an. Überhaupt herrscht, während wir schlafen, in unserem Körper Hochbetrieb. Reparaturtrupps treten in Aktion, um Zelldefekte zu korrigieren oder das zu vernichten, was nicht reparabel ist. Was viele nicht wissen: Entartungen, die zu Krebs führen können, geschehen täglich in unserem Körper und müssen durch das Immunsystem daher ständig unter Kontrolle gehalten werden. Wäre das nicht der Fall, müssten wir wohl alle schon ganz jung an Krebs sterben.

Das können Sie für Ihren Schlaf tun!

Einen gesunden, wohltuenden Schlaf müssen Sie nicht dem Zufall überlassen:

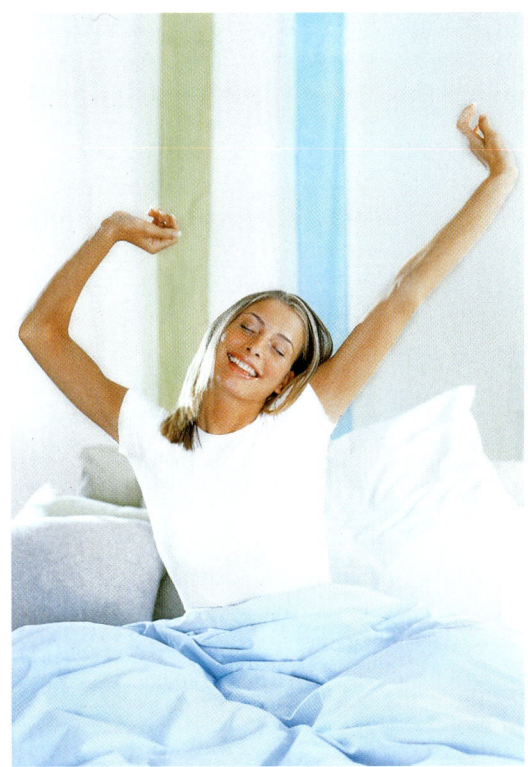

- Essen Sie vor dem Schlafengehen nichts Schweres!
- Meiden Sie Alkohol in größeren Mengen – er beschert einen unruhigen Schlaf!
- Je dunkler und besser belüftet der Raum ist, desto besser schlafen Sie.
- Verzichten Sie auf aufregende Filme und Lektüre vor dem Zubettgehen, und sehen Sie im Bett nicht fern.
- Abendliche Problemdiskussionen und Grübeleien sind die reinsten Schlafräuber!

Melatonin und Somatotropin sorgen dafür, dass Sie morgens erholt aufwachen.

PRAXIS

So steigern Sie Ihr Wohlbefinden

- Entspannung am Abend – etwa durch einen Spaziergang – fördert die Nachtruhe.
- Ihre Matratze sollte weder zu weich noch zu hart und Ihr Oberbett der Raumtemperatur angepasst sein.
- Ein kaltes Fußbad oder lauwarmes Abduschen vor dem Zubettgehen ohne anschließendes Abtrocknen wirkt schlaffördernd.
- Denken Sie auch daran: Eine volle Blase zwingt Sie, nachts aufzustehen. Deshalb abends weniger trinken!

Entspannung

Folge von anhaltendem Stress: massiver Energieverbrauch des Körpers

In Krisenzeiten oder wenn uns Höchstleistungen abverlangt werden, ist unser Adrenalin- und Cortisolspiegel im Blut sehr hoch. Wir können uns aber meist nicht körperlich abreagieren. Wohin also mit den Stresshormonen, wenn sie nicht mehr gebraucht werden?
Viele greifen in stressigen Situationen zu den falschen Mitteln: Kettenrauchen, aufputschende Getränke und abends zur Beruhigung Alkohol. Doch so schadet man nur seiner Gesundheit und wird immer weniger belastbar. Um sich fit und gesund zu halten, sollten Sie lieber eines der folgenden bewährten Anti-Stress-Rezepte ausprobieren.

Autogenes Training

Beim Autogenen Training wird der gesamte Organismus durch autosuggestive Formeln und Vorstellungen positiv beeinflusst. Autogenes Training bedarf zwar absoluter Konzentration, hat aber nichts mit Leistung zu tun. »Hingabe« wäre eher das richtige Wort. So wie wir uns wohltuendem Schlaf hingeben und ihn niemals willentlich herbeiführen können, sinken wir durch die sich steigernden Übungen des Autogenen Trainings in einen erholsamen Ruhezustand. Autogenes Training wird im Sitzen oder – für die meisten Menschen besser geeignet – im Liegen ausgeführt. Für die Sitzhaltung wählen Sie nach Möglichkweit ei-

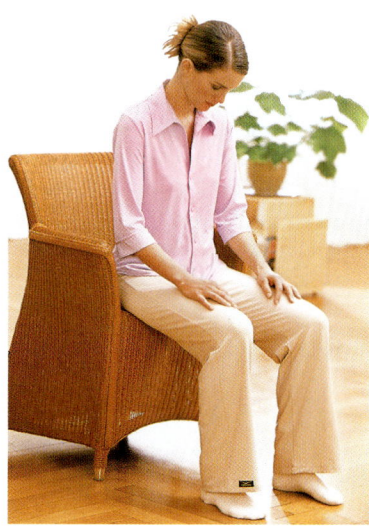

In der Sitzhaltung lässt sich Autogenes Training fast überall durchführen.

nen bequemen Stuhl. Die Füße sind etwa hüftbreit voneinander aufgestellt, die Hände ruhen auf den Oberschenkeln, der Kopf sinkt leicht nach vorn.
Die Übungen beim Autogenen Training bauen aufeinander auf und werden in einer festgelegten Reihenfolge angewendet. Der Weg in die Entspannung erfolgt über mehrmals wiederholte Formeln, die zunächst gesprochen, später nur mehr gedacht werden. Am bekanntesten ist die Schwereübung, die mit der Formel »Ich bin ganz ruhig. Mein rechter Arm ist ganz schwer« beginnt.
Wer Autogenes Training beherrscht, ist in der Lage, selbst im stressigen Berufsalltag für wenige Minuten abzutauchen und auf diese Weise Kraft zu tanken.

Tai Chi

Tai Chi ist eine chinesische Meditationsform, die sich durch langsam durchgeführte Bewegungen, auch »Schattenboxen« genannt, auszeichnet. Es gibt verschiedene Formen des Tai Chi. In Europa wird vor allem der so genannte Yang-Stil praktiziert. Dabei handelt es sich um 24 Bewegungssequenzen von jeweils etwa 30 Sekunden. Hinter den Bewegungsabläufen, die ohne Unterbrechung nacheinander ausgeführt werden, verbergen sich kleine Geschichten,

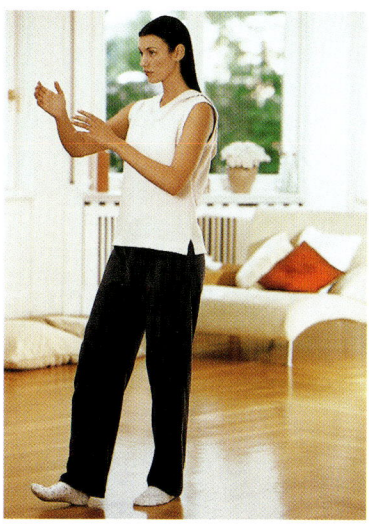

Diese Tai-Chi-Übung demonstriert die Figur eines Lautenspielers.

wie etwa »Nach der Schwanzfeder eines Vogels greifen« oder »Die Laute spielen«.
Tai Chi ist auch für Menschen in der Regenerationsphase geeignet, da die Übungen ohne körperliche Anstrengungen ausgeführt werden. Wer regelmäßig Tai Chi übt, leidet seltener an depressiven Verstimmungen und kann leichter mit psychischen Spannungen umgehen. Tai-Chi-Kurse werden von Volkshochschulen und Gesundheitszentren angeboten.

Meditation

Durch die Konzentration auf Bilder, Klänge oder Gedanken können Sie in einen besonderen Entspannungszustand gelangen und daraus kraftvoll und erholt

PRAXIS

So steigern Sie Ihr Wohlbefinden

Mit Meditation dem Stress zumindest für kurze Zeit entrinnen

zurückkehren. Ein Beispiel: Gehen Sie in den Schneidersitz, oder nehmen Sie, falls das zu beschwerlich ist, auf einem Stuhl Platz. Atmen Sie langsam und intensiv ein und aus. Konzentrieren Sie sich darauf, dass mit jedem Atemzug Energie in Sie hineinströmt. Stimmen Sie nun beim Ausatmen ein »Aaahh« an. Lassen Sie dabei Ihre Stimme so sein, wie Sie sich gerade fühlen. Ob laut, leise, hoch oder tief, es gibt keine »falschen Töne«. Wenn Sie keine Zeit zum Meditieren finden, singen oder summen Sie bei Tätigkeiten wie Autofahren oder Putzen. Sogar geräuschvolles Atmen heilt Körper und Seele und versetzt Sie in einen Zustand von Frieden und Gelassenheit.

Yoga

Yoga ist eine indische Meditationsmethode, erdacht für die geistig-körperliche Gesundheit, aber auch für spirituelles Wachstum und Bewusstseinserweiterung. Bei uns im Westen kann man von Yoga-Lehrern vor allem das Hatha-Yoga lernen: Sein Schwerpunkt sind Atem- und Körperübungen, die zu innerer Ruhe und Entspannung führen. Die Übungen wirken ausgleichend auf den gesamten Organismus. Führen Sie die folgenden Übungen etwa eine Minute lang durch, seitliche Übungen etwa zwei- bis dreimal pro Seite. Fortgeschrittene können die Übungszeit ausdehnen.

Mit gezielten Yoga-Übungen lassen sich auch hormonproduzierende Drüsen günstig beeinflussen, da sie die Blutzufuhr verstärken und auf diese Weise die Drüsen gut durchspült werden.

Der Schulterstand

Legen Sie sich mit geschlossenen Beinen auf den Rücken, die Arme dicht am Oberkörper angelegt; die Handflächen sind nach unten gedreht. Strecken Sie nun die Beine nach oben über den Kopf, und drücken Sie die Arme gegen den Boden, so dass sich Ihr Po vom

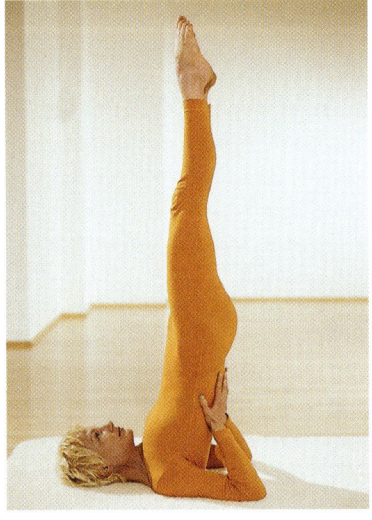

Der Schulterstand hat unter anderem eine positive Wirkung auf die Schilddrüse.

Boden löst. Legen Sie die Hände in den Rücken, und stützen Sie Ihr Becken ab. Während Sie nun die Ellbogen und Schulterblätter zusammenziehen, strecken Sie den Rücken und lassen die Wirbelsäule lang und gerade werden. Sie können bei dieser Übung entweder in der Schräge bleiben oder Becken und Beine so weit zur Decke strecken, dass sie eine Senkrechte bilden.

Um wieder auf den Boden zu kommen, gehen Sie in die Schräge und rollen langsam Wirbel für Wirbel ab.

Diese Übung beeinflusst die Hypophyse und normalisiert durch den vermehrten Blutfluss in der Halsgegend die Funktion der Schilddrüse. Bei Beschwerden im Bereich der Halswirbelsäule sollte sie nicht angewendet werden.

Der Pflug

Diese Übung lässt sich unmittelbar im Anschluss an den Schulterstand ausführen:
Aus dem Schulterstand lassen Sie Ihre Beine über dem Kopf nach unten sinken, bis die Zehenspitzen den Boden berühren, während Ihre Arme hinter dem Rücken ausgestreckt auf dem Boden ruhen. Atmen Sie dabei tief ein und aus.

Der Pflug belebt Herz und Kreislauf und hat eine ausgleichende Wirkung auf Schilddrüse, Bauchspeicheldrüse, Nebenniere und Keimdrüsen.

Der Fisch

Diese Übung stellt in gewisser Weise eine Umkehrbewegung zum Schulterstand und Pflug dar. Legen Sie sich gestreckt auf den Boden, halten Sie die Beine geschlossen, und lassen Sie Ihre Zehen zur Decke zeigen. Schieben Sie Ihre Hände unter das Gesäß. Atmen Sie tief ein, und drücken Sie die Ellbogen gegen den Boden. Während Sie nun die Brust in Richtung Decke heben, beugen Sie den Kopf in den Nacken, so dass der Scheitel den Boden berührt. Bleiben Sie etwa eine Minute in dieser Position, heben Sie dann den Kopf an, und lassen Sie sich in die Ausgangsposition zurücksinken.

Diese Übung hat unter anderem eine positive Wirkung auf Schilddrüse, Nebenschilddrüse, Hypophyse und Zirbeldrüse. Bei Schilddrüsenüberfunktion und Proble-

Der Fisch ist eine relativ anstrengende Yoga-Übung, tut aber vielen Hormonen gut.

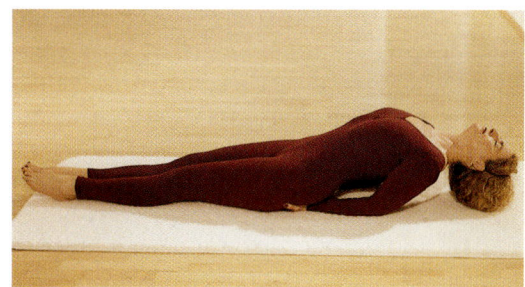

men mit der Halswirbelsäule sollte sie jedoch nicht durchgeführt werden.

Der Bogen

Sie befinden sich in Bauchlage. Beugen Sie nun beide Beine gleichzeitig nach oben hinten, und umfassen Sie die Füße mit den Händen, und während Sie vorsichtig die Unterschenkel nach hinten ziehen, heben Sie den Oberkörper an. Lassen Sie den Hals langgestreckt, und fühlen Sie die Weite im Brustraum. Atmen Sie ruhig ein und aus, und lassen Sie sich dann langsam wieder in die Ausgangsposition zurücksinken. Die Bogenhaltung wirkt unter anderem harmonisierend auf Schilddrüse, Bauchspeicheldrüse und Keimdrüsen. Bei Schilddrüsenüberfunktion und akuten Wirbelsäulenerkrankungen ist sie jedoch zu meiden.

Der Drehsitz

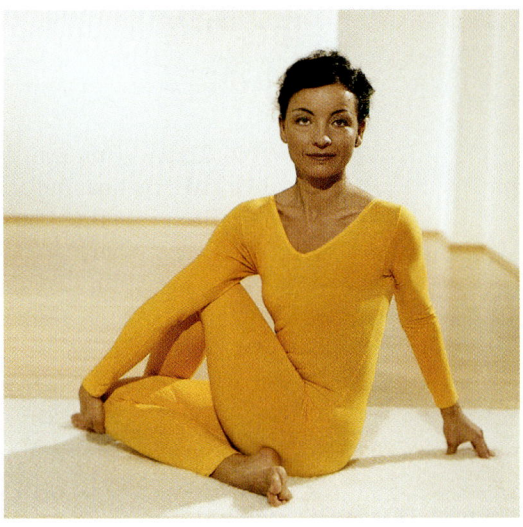

Sie befinden sich im Langsitz. Ziehen Sie nun das linke Bein zu sich heran, und legen Sie den rechten Arm um das gebeugte Knie. Die linke Hand stützt sich hinter dem Po auf dem Boden ab. Im zweiten Schritt heben Sie den linken Fuß über den rechten Oberschenkel und stellen ihn neben dem rechten Knie auf dem Boden ab. Zuletzt beugen Sie das rechte Bein, so dass die Ferse die linke Pohälfte berührt. Bei jedem Schritt dieser Übung verweilen Sie eine Zeitlang und atmen dabei ruhig ein und aus. Kommen Sie dann behutsam in die Ausgangsposition zurück, und wiederholen Sie die Übung in entgegengesetzter Ausrichtung. Der Drehsitz sorgt für eine gute Durchblutung von Bauchspeicheldrüse, Nebennieren und Genitaldrüsen. Bei akuten Rücken- oder Nervenschmerzen oder bei Entzündungen im Bauchraum sollten Sie diese Übung nicht durchführen.
Auch bei Schwangerschaft vor allem in den letzten Monaten sind alle genannten Übungen zu meiden.

Der Drehsitz wirkt kompliziert, ist aber dennoch sehr entspannend.

Bleiben Sie jung und fit!

Bisher war in diesem Kapitel hauptsächlich von Maßnahmen die Rede, mit denen Sie Ihre Hormonproduktion im Allgemeinen ankurbeln können. Ergänzend seien daher noch ein paar spezielle Anti-Aging-Strategien angefügt, die Sie durch die richtige Lebensweise selbst umsetzen können.

Was lässt uns altern?

Ganz banale, alltägliche Dinge, vor denen bereits ausführlich gewarnt wurde, lassen unseren Körper zu wenig schützende oder zu viel energieverschleißende Hormone produzieren und treiben unseren Alterungsprozess voran: lieblos zubereitete, hastig verschlungene Mahlzeiten, übermäßiges Essen, zu viel Süßes, Schadstoffe in Nahrung und Umwelt, Medikamente, Alkohol und Nikotin, aber auch Termin- und Leistungsdruck sowie mangelnder und schlechter Schlaf. Hinzu kommt noch etwas, das wir kaum verhindern können: Bei jedem Atemzug, jeder biochemischen Reaktion im Organismus entstehen freie Radikale – aggressive Sauerstoffmoleküle, die im Übermaß die Zellen schädigen können.

Freie Radikale greifen das Erbmaterial an und können zahlreiche Krankheiten auslösen

Vorbeugen ist besser als reparieren

Gesundheit ist eine Kostbarkeit, die man nicht beliebig strapazieren oder mit Medikamenten wiederherstellen kann. Jede Reparatur eines erst einmal aufgetretenen Schadens kann nur ein Flickwerk sein. Deshalb ist Vorbeugung die einzige Möglichkeit, sich, solange es das genetische Programm erlaubt, gesund, vital und jugendlich zu erhalten. Schon mit kleinen Kniffen lässt sich dem Altern ein Schnippchen schlagen. Reduziert man beispielsweise den Fettanteil in der Nahrung von 32 auf 23 Prozent, also nur um neun Prozent, werden die körpereigenen Abwehrzellen doppelt so aktiv! Dies ergab eine Studie der Massachusetts Medical School in Worcester, USA. Deutsche Untersuchungen haben darüber hinaus gezeigt, dass die Zahl der Abwehrzellen nach maßvoller sportlicher Belastung für 24 Stunden deutlich ansteigt.
Stress und Kummer hingegen schlagen aufs Gemüt und können die Abwehrkräfte schwächen. Versuchen Sie deshalb, liebevoll mit sich umzugehen. Schöne Erlebnisse sind der richtige Ausgleich für die täglichen Belastungen und stärken Ihr Immunsystem.

Prävention beginnt im Kopf

Die Abwehr stärken

Unsere Hormone sorgen indirekt für ein intaktes Abwehr- und Reparatursystem, umgekehrt beeinflusst das Immunsystem die Hormonproduktion. Insofern garantieren funktionstüchtige Abwehrkräfte auch Gesundheit und Jugendlichkeit. Das Immunsystem wehrt Krankheitskeime ab und ist für die Reparatur von Zellschäden zuständig. Je jünger und vitaler ein Organismus, desto leichter wird er mit den zahllosen Alltagsbelastungen fertig. Je geschwächter das Immunsystem und je mehr Zellschäden auftreten, desto weniger sind die körpereigenen Kräfte imstande, anfallende Reparaturen erfolgreich zu bewältigen. Eine steigende Anzahl geschädigter Zellen kann daher eine erneute Schwächung des Abwehrsystems, manchmal sogar chronische Krankheiten zur Folge haben – und dies bedeutet unter Umständen schnelleres Altern.

Essen für die Abwehr

Damit Ihr Immunsystem intakt bleibt, sollten auf Ihrem Speiseplan reichlich Nahrungsmittel stehen, die viele Vitamine enthalten. In Meeresfisch und fettarmem Käse ist beispielsweise viel Vitamin A enthalten. Gelbe oder grüne Gemüsesorten enthalten Beta-Carotin, eine Vorstufe von Vitamin A. In Paprika, Orangen, Kiwi, schwarzen Johannisbeeren, Mangos und Papayas ist reichlich Vitamin C vorhanden. Sonnenblumenkerne, Haselnüsse, Mandeln, Weizenkeime, Haferflocken und pflanzliche Öle sind Vitamin-E-haltig, während Feldsalat, Spinat, Mangold, Broccoli und Sojasprossen viel Folsäure enthalten.
Auch Sauermilchprodukte sind sehr zu empfehlen, denn die Laktobazillen in fermentierten Lebensmitteln – also auch in Sauerkraut, Käse und Jogurt – können Giftstoffe im Darm binden und entsorgen. Am besten wählen Sie »probiotische« Produkte aus, da sie die erwünschten gesundheitsfördernden Bakterienstämme enthalten.

Das richtige Fett

Zu viel Fett in der Nahrung ist schädlich, das weiß jeder. Sparen Sie jedoch an der richtigen Stelle,

> **TIPP!**
> Ein kleines (!) Glas Rotwein täglich fördert Ihre Gesundheit, denn in Wein (wie auch in Traubensaft) ist Reservatrol enthalten. Diese Substanz gilt als Antikrebsmedizin und beugt als »Radikalenfänger« Entzündungen und Arterienverkalkung vor.

PRAXIS
Bleiben Sie jung und fit!
119

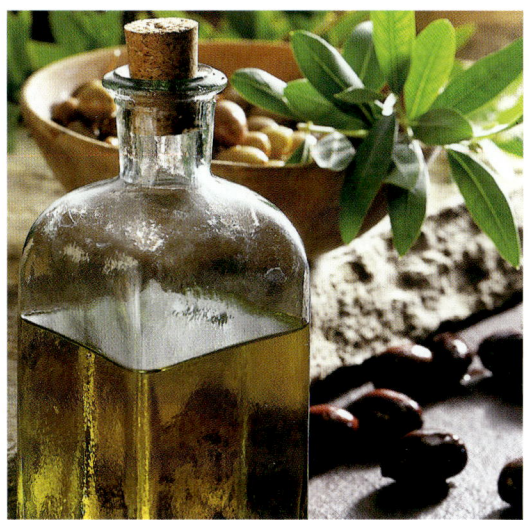

Energien sparen

Nicht ständig powern, sondern Energie sparen, lautet im Übrigen die Devise. Wir müssen versuchen, den Stoffwechselumsatz des Körpers zu drosseln, damit die Mitochondrien (die kleinen »Kraftwerke« in den Zellen) nicht zu hochtourig laufen und dabei massenhaft freie Radikale produzieren. Denn wie gesagt: Je mehr Radikale, umso mehr auftretende Zellschäden – was durch den erhöhten Reparatur- und damit Energieaufwand zu einem rascheren Zelltod führen kann.

Zelldefekte, die nicht repariert werden können, schreiben sich bei der Zellteilung fort

Pflanzliche Öle sind, im Gegensatz zu tierischen Fetten, sehr gesund.

und reduzieren Sie vor allem Butter, fette Wurst und Käse oder Sahne. Greifen Sie stattdessen zu Pflanzenölen wie Oliven-, Sonnenblumen- oder Rapsöl. Sie liefern Vitamin E, und ihre einfach ungesättigten Fettsäuren schützen Herz und Gefäße. Auch Fisch ist gesund. Fettreiche Sorten wie Makrele, Lachs oder Hering liefern wertvolle Omega-3-Fettsäuren, die die Zellen jung halten und vor Krankheiten schützen. Halten Sie es daher wie die Südländer, und essen Sie häufig Fisch – mindestens jedoch zweimal pro Woche etwa 150 Gramm. Nicht umsonst hat die Mittelmeerkost ihren guten Ruf: Olivenöl, Fisch und Gemüse senken den Cholesterinspiegel und wirken so Arteriosklerose und Herzinfarkt entgegen!

Radikalenfänger

Gewiss, niemand kann und will verhindern, dass sich in seinem Körper freie Radikale tummeln – immerhin üben sie ja auch eine wichtige Funktion aus, indem sie Bakterien abtöten. Aber damit die freien Radikale nicht überhand nehmen, sollten wir auf alle Fälle etwas tun: Mit der täglichen Nahrung können wir Antioxidantien wie Vitamine, Mineralstoffe, Spurenelemente und sekundäre Pflanzenstoffe in unseren Körper aufnehmen. Diese Substanzen wirken als Abfangjäger für die aggressiven freien Radikale und schützen die Zellen vor zerstörerischer Oxidation (»Verrostung«). Allerdings genügt es nicht, sich

PRAXIS

So steigern Sie Ihr Wohlbefinden

Obst und Gemüse enthalten wichtige Vitamine und Pflanzenstoffe.

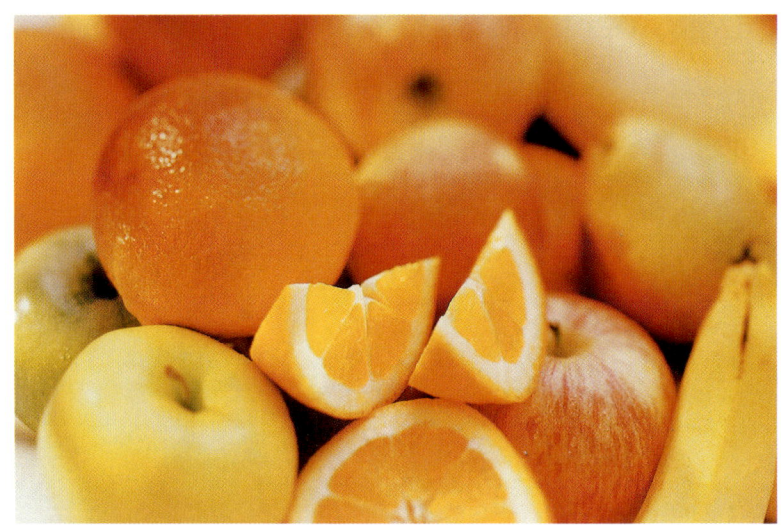

nur gelegentlich mal etwas Gesundes zu gönnen, denn durch unausgewogene Ernährung nehmen freie Radikale im Körper schnell wieder überhand. Zu den effektivsten Radikalenfängern gehören die Farbstoffe in blauen und roten Beeren. Außerdem ganz oben auf der Zellschutz-Hitliste: Pflaumen (frisch und getrocknet), Weintrauben, Orangen, Kirschen, Grünkohl, Spinat, Broccoli, rote Bete, Sprossen. Selbst in Tiefkühlkost stecken noch viele wirksame Substanzen. Denn sekundäre Pflanzenstoffe, wie zum Beispiel pflanzliche Farb-, Geschmacks- und Geruchsstoffe, sind nicht so empfindlich wie manche Vitamine und nehmen Zubereitungsstress nicht so übel.

Motivieren Sie sich!

Kennen Sie das? Zum Jahreswechsel oder im Lauf des Jahres fasst man häufig gute Vorsätze: Schluss mit Rauchen, weniger Alkohol, mehr Bewegung, gesünderes Essen ... Um nach einiger Zeit festzustellen, dass alles beim Alten geblieben ist. Die Macht der Gewohnheit war einfach stärker. Lassen Sie sich dennoch nicht entmutigen. Heute weiß man aus der Verhaltenspsychologie, dass Belohnungen weit besser wirken als Drohungen. Orientieren Sie sich deshalb an den jung Gebliebenen, die Sie kennen. Sagen Sie sich: »Ich schaffe das auch!« Sie werden staunen, wie viel Spaß es macht, für sich zu sorgen und dem Alterungsprozess ein Schnippchen zu schlagen.

PRAXIS
Tun Sie genug für Ihre Hormone?

Test

Tun Sie genug für Ihre Hormone?

Die Hormone unseres Körpers unterliegen nicht nur sekündlichen, tageszeitlichen, monatlichen und jahreszeitlichen Schwankungen. Auch von unserem Alter ist der Hormonpegel abhängig. Mit zunehmenden Jahren wird die Hormonproduktion bei Frau und Mann insgesamt geringer, vom Versiegen der Östrogene bei der Frau, der Menopause, ganz abgesehen. Doch wie wir gesehen haben, können wir mit unserer Lebensweise selbst dazu beitragen, »günstigere« Hormone wie etwa das Wachstumshormon Somatotropin anzukurbeln und damit länger jung zu bleiben. Oder durch gezielte Entspannung verhindern, dass das Stresshormon Cortisol ständig in unserem Blut zirkuliert und unser Älterwerden beschleunigt.

Kreuzen Sie pro Frage eine Antwort an, und zählen Sie die Punkte zusammen. Die Test-Auswertung finden Sie auf Seite 123.

Wie alt sind Sie?
Bis 30 Jahre 3
Zwischen 30 und 40 Jahren 2
Zwischen 40 und 47 Jahren 1
Über 47 Jahre 0

Sie sind
männlich 3
weiblich 1

Wie oft bewegen Sie sich an der frischen Luft?
Täglich 3
Drei- bis viermal pro Woche 2
Weniger als zweimal pro Woche 0

Wie viel Zeit verbringen Sie mit Sport wie Walken, Joggen, Schwimmen oder Radfahren?
4 bis 5 Stunden wöchentlich 3
Keine Zeit, ich bin ein Sportmuffel 0
2 bis 3 Stunden pro Woche 2
Bis zu 2 Stunden pro Woche 1

Wie viele Stunden schlafen Sie nachts?
Meist nicht mehr als 5 bis 6 Stunden 1
Etwa 7 bis 9 Stunden 3
Selten mehr als 4 bis 5 Stunden 0

Wann gehen Sie schlafen?
Vor 23 Uhr 3
Zwischen 23 und 24 Uhr 2
Nach 24 Uhr 0

Wie sieht in der Regel Ihr täglicher Speiseplan aus?
Ausgewogene, fettarme Vollwertkost 3
Meist Kantinenessen und Fastfood 0
Meist abwechslungsreiches, gesundes Essen, aber hin und wieder »sündige« ich mit Fett- und Zuckerhaltigem 1

Wie oft essen Sie fettarme Milchprodukte?
Täglich einmal 2
Täglich mehrmals 3
Ein paarmal in der Woche 1
Kaum 0

So steigern Sie Ihr Wohlbefinden

Wie oft essen Sie frisches Gemüse und Obst?
Selten, weil es mir nicht schmeckt 0
Ein paarmal in der Woche 1
Täglich einmal 2
Mehrmals täglich 3

Wann nehmen Sie abends meist Ihre letzte Mahlzeit zu sich?
Bis 17 Uhr 3
Nach 19 Uhr 0
Bis 19 Uhr 1

Wie viel Flüssigkeit (Mineralwasser, Kräutertees) trinken Sie täglich?
Bis zu 1 Liter 0
1 bis 1,5 Liter 1
1,5 bis 3 Liter 3

Ihr Body-Mass-Index (Körpergewicht in kg durch Körpergröße in m²) liegt
zwischen 19 und 24 3
unter 19 1
über 30 1
zwischen 25 und 30 2

Beruflich haben Sie
täglich oder fast täglich Stress 0
hin und wieder einmal Stress 2
selten bis nie Stress 3

In extremen Stressphasen entspannen Sie am besten
vor dem Fernseher 0
bei einem Spaziergang/leichtem Sport 3
mit Freunden beim Essen 1

Trinken Sie Alkohol?
Nie oder ganz selten 3
Hin und wieder in kleinen Mengen 1
Regelmäßig und auch Hochprozentiges 0

Rauchen Sie?
Nein 3
Bis fünf Zigaretten täglich 1
Ja, täglich mehr als fünf Zigaretten 0

Sie leben
mit einem Partner 3
alleine 0
mit einem Haustier 1

Mit Ihren Freunden treffen Sie sich
hin und wieder 1
regelmäßig 3

Spaß und Freude empfinden Sie
sehr oft 3
manchmal 1
so gut wie nie 0

Sie lachen
häufig 3
nicht so oft 1

Haben Sie Freude an Sex?
Ja 3
Nein, ist mir nicht wichtig 1

Mit Ihrem Sexleben sind Sie
halbwegs zufrieden 2
sehr zufrieden 3
unzufrieden 0

Test-Auswertung: Tun Sie genug für Ihre Hormone?

Ihr Ergebnis:

48 Punkte und mehr:
Gratulation! Sie tun ein ganze Menge für sich und Ihren Körper – und damit für Ihre Hormone. Kleinere »Ausrutscher« werden da leichter verziehen. Doch sollten Sie sich nicht auf Ihren Lorbeeren ausruhen.
Denken Sie daran: Regelmäßiger leichter Ausdauersport verbessert die Blut- und so die Sauerstoff- und Nährstoffversorgung Ihres Körpers. Auf diese Weise wird auch die Hormonproduktion zum Beispiel von Wachstumshormon, Testosteron und Serotonin angekurbelt. Außerdem laufen, schwimmen oder radeln Sie nicht nur Ihrem Stress davon. Gleichzeitig entlasten Sie mit regelmäßig betriebenem Ausdauersport Ihre Bauchspeicheldrüse, denn Muskelarbeit reduziert den Zuckergehalt im Blut, und die Bauchspeicheldrüse muss weniger Insulin produzieren. Damit verringern Sie Ihr Risiko, an einem Altersdiabetes zu erkranken, erheblich!

20 bis 47 Punkte:
So schlecht fällt Ihre Bilanz in puncto Hormongesundheit nicht aus – aber eben auch nicht so gut. Es gibt sicher einiges in Ihrem täglichen Leben, was Sie ohne größeren Aufwand verändern können und das Ihnen dafür ein dickes Plus auf dem Hormonkonto beschert.
Vielleicht würde ja schon ein bisschen mehr Bewegung, etwas fettärmere Ernährung oder ein Glas Wein weniger die Positivbilanz steigen lassen. Denn je weniger hoch zum Beispiel der Anteil Ihres Fettgewebes ist, desto mehr Wachstumshormon wird aus der Hypophyse freigesetzt, und das kommt Ihren Muskeln und Knochen, Ihrem Gewebe und gesamten Stoffwechsel zugute! Darüber hinaus schützt es vor Gewichtszunahme! Und wer vor 23 Uhr zu Bett geht, verschafft sich Gesundheit im Schlaf! Denn in der Zeit von 23 bis 3 Uhr, dann, wenn wir am tiefsten schlafen, wird das meiste Wachstumshormon ausgeschüttet.

20 Punkte und weniger:
Gesundheit und damit auch Hormongesundheit stehen bei Ihnen nicht unbedingt an erster Stelle. Bisher konnten Sie über die Warnsignale Ihres Körpers vielleicht noch hinwegsehen, doch irgendwann lässt sich körperlicher Raubbau nicht mehr kaschieren.
Beispielsweise lassen Alkohol und Stress das Testosteron im Blut absinken und lähmen so die Antriebskraft – egal ob bei Mann oder Frau! Vielleicht könnnen Sie ja auf Ihren abendlichen »Schlummertrunk« verzichten und stattdessen einen entspannenden, stressabbauenden Spaziergang machen oder noch eine Runde gemütlich Fahrrad fahren? Ihren Testosteronspiegel bringen Sie auch wieder in die Höhe, wenn Sie mehr Fisch, mageres, helles Fleisch und magere Milchprodukte essen.
A propos lang anhaltender Stress – er sorgt für eine Dauerausschüttung des Stresshormons Cortisol, und darunter leiden nicht nur Knochen und Blutgefäße, auch das Gehirn wird in Mitleidenschaft gezogen!

Zum Nachschlagen

Adressen, die weiterhelfen

Deutsche Gesellschaft für
Angewandte Endokrinologie
(DGAE)
Wilhelm-Hauff-Str. 21
D-12159 Berlin

Deutsche Gesellschaft für
Endokrinologie DGE
Geschäftsstelle
Frau Nicola Bock-Schildbach
Amselweg 7
D-61462 Königstein/Taunus
E-Mail:
bock-schildbach@t-online.de
Internet:
www.endokrinologie.net

Deutsche Menopause
Gesellschaft
Prof. Braendle
Universitätsfrauenklinik
Hamburg Eppendorf
Abtlg. Gynäkologische
Endokrinologie und Reproduktionsmedizin
Martinistr. 52
20246 Hamburg
Internet: www.menopause-gesellschaft.de

German Society of Anti-Aging
Medicine (GSAAM) e. V.
Josephspitalstr. 15
D-80331 München
E-Mail: info@gsaam.de

Deutsche Gesellschaft für
Ernährung (DGE)
Im Vogelsang 40
D-60488 Frankfurt/Main

Androx
The Society for the Aging
Male and Female
Rotenturmstr. 29
A-1010 Wien
E-Mail: androx@menc.at

Österreichische Gesellschaft
für Sterilität, Fertilität und
Endokrinologie
Universitätsklinik für Frauenheilkunde Wien
Währinger Gürtel 18-20
A-1090 Wien
E-Mail:
gyn-service@akh-wien.ac.at
Internet: www.akh-wien.ac.at/gyn-service

Österreichische Gesellschaft
für Ernährung
Zaunergasse 1-3
A-1030 Wien

Universitätsspital Zürich
Endokrinologie und
Diabetologie
Rämistrasse 100
CH-8091 Zürich

Institut für Klinische Chemie
und Hämatologie
(Schwerpunkt Hormonforschung)
Kantonsspital
CH-9007 St. Gallen

Schweizer Vereinigung für
Ernährung
Vernstr. 135
CH-3052 Zollikofen

Bücher, die weiterhelfen

Benecke, Mark: *Der Traum vom ewigen Leben.* Kindler, München.

Creutzfeld-Glees, Cora: *Das praktische Hormonbuch. Was ich wissen muss, um mich richtig zu entscheiden.* Herder, Freiburg.

Crompston, Juliet: DK Praxis: *Osteoporose. Rat und Hilfe für den Alltag.* Dorling Kindersley, Starnberg.

Huber, Johannes, und Alfred Worm: *Länger leben, später altern.* Maudrich, Wien.

Klatz, Ronald, und Robert Goldman: *Stopping the Clock oder Wie man die Zeit anhält.* Vier Flamingos, Rheine.

Kleine-Gunk, Bernd: *Phyto-Östrogene: Die sanfte Alternative während der Wechseljahre.* Trias, Stuttgart.

Lee, John R.: *Natürliches Progesteron. Ein bemerkenswertes Hormon.* AKSE, Wörthsee.

Bücher, die weiterhelfen

Meryn, Siegfried, u.a.: *Der Mann 2000.* Ueberreuter, Wien.

Metka, Markus, und Tuli P. Haromy: *Der neue Mann.* Piper, München.

Rushton, Anna, und Shirley A. Bond: *Natürliches Progesteron. Der alternative Weg bei PMS und Hormonproblemen.* Goldmann, München.

Spinas, Giatgen A., und Stefan Fischli: *Endokrinologie und Stoffwechsel. Grundlagen und Klinik prägnant und anschaulich dargestellt.* Thieme, Stuttgart.

Vollmer, Helga: *Die Schilddrüse, das launische Organ.* Ehrenwirth, München.

Bücher aus dem Gräfe und Unzer Verlag, München:

Fritzsche, D.: *Diabetes.*

Frohn, B.: *Anti-Aging. Länger jung, länger schön.*

B. u.a.: *Moderne Diät.*

Heufelder, Prof. Dr. med. A., und Priv. Dr. med. W. P. Bieger: *Das Anti-Aging Konzept.*

Hofmann, J.: *Schlank ab 40 – Das Erfolgsprogramm.*

Lackinger Karger, J.: *Wechseljahre.*

Langen, Prof. Dr. D.: *Autogenes Training.*

Lang-Reeves, I.: *Beckenboden. Das Training für mehr Energie.*

Lockstein, C. und Faust, S.: *Relax! Der schnelle Weg zu neuer Energie.*

Dr. Strunz, U.: *forever young. Das Erfolgsprogramm.*

Dr. Strunz, U.: *forever young. Das Ernährungsprogramm.*

Dr. Strunz, U.: *forever young. Das Leicht-Lauf-Programm.*

Dr. Strunz, U.: *forever young. Das Muskelbuch.*

Dr. Strunz, U.: *forever young. Topfit mit Vitaminen.*

Trökes, A.: *Das große Yoga Buch.*

Trökes, A.: *Yoga. Mehr Energie und Ruhe.*

Trökes, A.: *Power durch Yoga.*

Waesse, H.: *Yoga für Anfänger.*

Dr. Wiesenauer, M. u.a.: *Homöopathie für die Seele.*

Sachregister

ACTH 17, 24
Adrenalin 25–26, 40–41, 42, 58
Adrenopause 83–84
Akne 49–50
Alkohol 106
Alterungsprozess 70, 83, 117
Alzheimersche Krankheit 28, 54, 95
Aminosäuren 99, 100
Androgene 29, 49, 78
, Mangel 105
Andropause 79–83
Anti–Aging 85–95
Antioxidantien 119
Antriebslosigkeit 71–72
Arteriosklerose 14, 73, 119
Autogenes Training 112–113
Autokrines Prinzip 11

Bauchspeicheldrüse 22–23
Bewegung 61–62, 107–109
Bindegewebe 76, 77, 86
Blutgefäße 78–79
Bluthochdruck 65
Blutzuckerspiegel 22, 23, 64, 65
Body-Mass-Index 101
Botenstoffe 9

Cortisol 24, 41, 51

DHEA 26, 33, 83–84, 88, 100
, Ersatz 94
, Missbrauch 88, 95
Depressive Verstimmungen 20, 71, 79
Diabetes mellitus 63–65, 101
, Typ 1 63–64, 65
, Typ 2 63–65
Dihydrotestosteron 30, 80–81
Dinner Cancelling 102–103
Dopamin 98
Durchblutung 48

Eierstöcke 27, 48, 77
Endokrines Prinzip 11
Endokrinologie 8, 38
Endorphine 12, 53, 110
Entspannung 112–114
Enzyme 29, 30, 80, 81
Ernährung 62, 118–120

Fett 118–119
Freie Radikale 51
Fresszellen 45
Fruchtbarkeit 33, 72
FSH 15–17

Gedächtnis 54
Gehirn 52–56, 107–108
, Funktionen 52
Gewebe 48–49, 77
Glukagon 23

Haar 77
Haut 46–51, 73
, Aufbau 47
, Probleme 49
Hautfeinde 50–51
Herzinfarkt 14, 79, 80, 119
Herz-Kreislauf-Erkrankungen 27, 75
Hirsutismus 50
Hitzewallungen 77, 79
Hoden 29
Hormonabfall 71

Hormonanalyse 89–90
Hormonelle Schwankungen 59–60
Hormonersatztherapie 85–95
Hormonpräparate 90
, Creme 93, 94
, Gel 90
, Injektion 90
, Pflaster 90, 91
, Salbe 90, 93
, Spray 95
, Tabletten 90, 93
Hormonproduzierende Drüsen 16
Hormonstatus 34, 38–39
Hypophyse 10, 13
, Hinterlappen 17
, Vorderlappen 13
, Zwischenlappen 17
Hypothalamus 10, 12–13

Immunsystem 45–46, 53, 75, 117, 120
Insulin 8, 22, 23, 62–65
Interleukine 46

Kalzitonin 21
Kalzium 74, 100
Keimdrüsen 29
Klimakterium, siehe Wechseljahre
Knochen 74–75
Koffein 106
Kollagen 34, 48, 74, 77
Krebsrisiko 87, 88–89, 92, 95, 101

Lebensfreude 31, 110
LH 15

Sachregister

Lust auf Sex 19, 27, 29, 43–44, 48, 81
Lymphozyten 45

Meditation 113–114
Melatonin 18–19, 56–57
Menopause 77
Metabolisches Syndrom 62–65
Motivation 120
MSH 17
Muskeln 74

Nebennieren 23
Nebennierenmark 25–26
Nebennierenrinde 24
Nebenschilddrüse 21–22
Neuroendokrines Prinzip 11
Neurokrines Prinzip 11
Neuropeptide 53
Neurosteroide 53–54
Neurotransmitter 52–53, 98
NGF 54, 55, 57
Nikotin 105
Noradrenalin 25–26, 98, 110

Osteoporose 28, 74–75, 78, 79, 86
Östrogene 27–28, 73–74
, Ersatz 92–93
, Mangel 103–104
Oxytocin 18, 110

Parathormon 21–22
Perimenopause 76–77
Pflanzliche Wirkstoffe 103–105
Phenylalanin 99
Phytohormone 87, 103–105
Pille 8, 46, 61

Postmenopause 77–79
Potenz 44
, Störungen 73, 83
Prämenopause 76
Prämenstruelles Syndrom 58–62, 76
Pregnenolon 55
Progesteron 28, 55, 57, 76
, Ersatz 93
, Mangel 105
Prolaktin 14, 41
Prostaglandine 60
Prostata 81
, Probleme 82–83
Proteohormone 9
Psyche 98
Pubertät 14
Puls 108

Sauna 109–110
Schilddrüse 20, 60
Schlaf 56–58, 110–112
, Störungen 57–58, 75
Schlaganfall 79
Schönheit 33
Schwangerschaft 14, 47, 73–74
SERMs 93–94
Serotonin 55, 61, 98
Sexualhormone, 27, 31, 44, 49, 76
SHBG 39, 82
Somatopause 84–85
Somatotropin 13–14, 46, 57, 84–85
, Ersatz 94
Spermien 80–81
Sport 106–109
Steroidhormone 9
Stoffwechsel 74

Stress 25, 38–44, 49
, Bewältigung 61–62
Stresshormone 112

Tai Chi 113
T3 20–21
T4 20–21
Testosteron 29–30, 80–81, 82
, Ersatz 90–91
, gebundenes und freies 81–82
Tryptophan 99
TSH 17
Tyramin 99
Tyrosin 100
T-Zellen 45

Übergewicht 62–63, 64, 100–101

Vasopressin 18

Wachstumshormon, siehe Somatotropin
Wassereinlagerung 60
Wechseljahre 75–79
, Beschwerden 76–79

Yoga 114–116

Zirbeldrüse 18–19
Zyklus 46, 61, 76, 77
, Störungen 43, 61

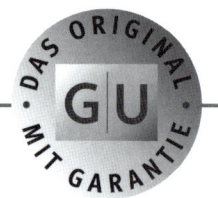

Das Original mit Garantie

Ihre Meinung ist uns wichtig. Deshalb möchten wir Ihre Kritik, gerne aber auch Ihr Lob erfahren. Um als führender Ratgeberverlag für Sie noch besser zu werden. Darum: Schreiben Sie uns! Wir freuen uns auf Ihre Post und wünschen Ihnen viel Spaß mit Ihrem GU-Ratgeber.

Unsere Garantie: Sollte ein GU-Ratgeber einmal einen Fehler enthalten, schicken Sie uns das Buch mit einem kleinen Hinweis und der Quittung innerhalb von sechs Monaten nach dem Kauf zurück. Wir tauschen Ihnen den GU-Ratgeber gegen einen anderen zum gleichen oder ähnlichen Thema um.

Ihr Gräfe und Unzer Verlag
Redaktion Gesundheit
Postfach 86 03 25
81630 München
Fax: 089/4 19 81-113
e-mail: leserservice@
graefe-und-unzer.de

Impressum

© 2002 Gräfe und Unzer Verlag GmbH, München
Alle Rechte vorbehalten. Nachdruck, auch auszugsweise, sowie Verbreitung durch Film, Funk, Fernsehen und Internet, durch fotomechanische Wiedergabe, Tonträger und Datenverarbeitungssysteme jeder Art nur mit schriftlicher Genehmigung des Verlages.

Redaktionsleitung
Doris Birk
Redaktion
Barbara Fellenberg
Lektorat
Rita Steininger
Bildredaktion
Lotta Goetzeler

Illustrationen
Medical Art Service, München
Fotos
Corbis Stock Market Seite 20 (H. P. Merten), 36/37, 49 (D. Raymer), 72 (L. Williams), 89
Focus Seite 6/7 (D. Parker), 45 (J. Berger), 81 (A. Syred)

Dank

Die Autorin bedankt sich ganz besonders bei Frau Barbara von Wirth, die ihr geholfen hat, ihr Wissen zu Papier zu bringen.

Gettyimages/Stone Seite 22, 50, 52, 55, 90
GU-Archiv Seite 13 (A. Leiber), 14, 80 (A. Peisl), 23, 52, 103 (Studio Schmitz), 106 (H. Bischof), 26, 114-116 (A. Hosch)
Bildagentur Huber Seite 68/69
IFA-Bilderteam Seite 91 (International Stock), 95 (Bumann)
Image Bank Seite 10 (H. Sims), 21 (J. H. Carmichael), 24 (J. Spielman), 32 (R. Lockyer), 59 (Regine M.), Titelfoto (B. Erlanson)
Jahreszeiten Verlag Seite 34, U4 (C. Dahl), 94 (J. Caspersen)
Journal für die Frau Seite 9
Jump Seite 4, 19, 43, 63, 64, 77, 78, 96/97, 101, 104, 107, 109–113 (K. Vey)
Mauritius Seite 44 (ACE), 61 (SFH)
Alfred Pasieka Seite 84
Picture Press Seite 30 (F. P. Wartenberg)
Stock Food Seite 82, 99, 120 (S. Eising)
Teubner Seite 119
Zefa Seite 40 (Schmidt), 54 (Fritz), 56 (Flury), 71 (Kohlhas), 75 (Kalt), 109 o. (Rutz)

Umschlaggestaltung
independent Medien-Design
Innenlayout
Heinz Kraxenberger
Herstellung
Petra Roth
Satz
Barbara von Wirth, München
Lithos
Repro Ludwig, Zell am See
Druck
Appl, Wemding
Bindung
Sellier, Freising

ISBN: 3-7742-4789-7

Auflage	4.	3.
Jahr	2005	04

Wichtiger Hinweis

Die Gedanken, Methoden und Anregungen in diesem Buch stellen die Meinung bzw. Erfahrung der Verfasserin dar. Sie wurden von der Autorin nach bestem Wissen erstellt und mit größtmöglicher Sorgfalt geprüft. Sie bieten jedoch keinen Ersatz für kompetenten medizinischen Rat. Jede Leserin, jeder Leser sollte für das eigene Tun und Lassen auch weiterhin selbst verantwortlich sein. Weder Autorin noch Verlag können für eventuelle Nachteile oder Schäden, die aus den im Buch gegebenen praktischen Hinweisen resultieren, eine Haftung übernehmen.

Umwelthinweis
Dieses Buch wurde auf chlorfrei gebleichtem Papier gedruckt. Um Rohstoffe zu sparen, haben wir auf Folienverpackung verzichtet.